曲黎敏

精讲《黄帝内经》

内經

一

上古天真论

四气调神大论

曲黎敏——著

天津出版传媒集团

天津科学技术出版社

图书在版编目（CIP）数据

　　曲黎敏精讲《黄帝内经》. 一 / 曲黎敏著. —— 天津：
天津科学技术出版社，2019.4（2023.3重印）
　　ISBN 978-7-5576-6043-7

　　I. ①曲... Ⅱ. ①曲... Ⅲ. ①《内经》–研究 Ⅳ.
①R221

中国版本图书馆CIP数据核字(2019)第029972号

曲黎敏精讲《黄帝内经》一
QULIMIN JINGJIANG HUANGDINEIJING YI
责任编辑：孟祥刚
责任印制：兰　毅
出　　版：天津出版传媒集团
　　　　　天津科学技术出版社
地　　址：天津市西康路35号
邮　　编：300051
电　　话：（022）23332490
网　　址：www.tjkjcbs.com.cn
发　　行：新华书店经销
印　　刷：三河市金元印装有限公司

开本 700×1000　1/16　印张19　字数184 000
2023年3月第1版第2次印刷
定价：59.80元

自序

　　《黄帝内经》分上、下两部分，一部分叫《素问》，一部分叫《灵枢》,《素问》是 81 篇,《灵枢》也是 81 篇。我这次努力把《素问》81 篇讲完，可能要花好多年的时间，而且为了解释好《素问》，就要"以经解经"，所以必然涉及《灵枢》，这可是个艰巨的任务，我们一起努力吧。

　　有一个医家说过，如果能读懂《黄帝内经》一句话，可以让你吃一辈子饭。但吃饭只是谋生，要想明道，显然读懂一句是不够的，我们要尽可能地多读，然后终身都会快乐。读懂《黄帝内经》也不是非要当医生不可，而是要让自己在先哲智慧的引导下了悟性命之道，做一个有审美的快乐的人。我在中关村学院讲《黄帝内经》两年多以来，不断有人加入学习的队伍，而且一进来就迷上了《黄帝内经》。很多人说，这两年的学习改变了他们的生活，人生变得更加明确和快乐了，因为明道了，因为不再害怕疾病和死亡。

我经常鼓励所有的家长，希望大家能在家里备一套中国古代经典，比如《十三经》或《诸子集成》。万一哪天你的孩子看了、读了、喜欢上了，中国的文脉，就在你的家脉上有了那么一缕美好的传承……

我们正式开讲，首先我要介绍一下《黄帝内经》。

第一个问题就是：《黄帝内经》为什么以黄帝为名？

在汉代，我们国家的医学系统，除了《黄帝内经》以外，还有《黄帝外经》《扁鹊内经》《扁鹊外经》《白氏内经》《白氏外经》，到现在为止，就留下了这么一本《黄帝内经》，为什么其他书都没有留下？这个话题要深究的话，可以拍成一部纪录片。

古代人给书起名字的时候非常讲究。像《扁鹊内经》《白氏外经》这些书的名字毕竟带有一些个人的偏见，而"黄帝"二字，是个天大的名号。能借黄帝之势，传一本经典，岂不妙哉？！所以给这本书起名字的人无非是在借势，但至少没有给自己留名的私心。

还有，就是道统问题。

中国文化讲究"道统"，就是一切都要按五行生克来，比如关于谁做皇帝这件事，古人认为是天定的，按五行相生来说——第一代帝王一定具有东方生发之特性，故称之为青帝，青帝的代表就是伏羲氏；木生火，然后就是赤帝（炎帝），也就是神农氏；火又生土，就是黄帝（轩辕氏）；土生金，就是白帝（少昊）；金生水，然后就是黑帝（颛顼）……刚开始是一个相生的系统，再往后，就又有相克的秩序，比如明代为火，清代就属水，有意无意之间，有了水克火之意。我们不管帝王学，只说道统，黄帝就代表"中央之神"，所谓"中央之神"在我们身体里的表现，就是脾土，所以《黄帝内经》一书，重在中央脾土。人，出生之前为先天，父精、母血、灵魂等至关重要；出生之后为后天，脾胃运化就重要了，所以脾胃又称"后天之本"。道统并不是凭空而来的，它实际上源于我们身体里的五脏：肝、心、脾、肺、肾。

《黄帝内经》之所以以黄帝为名，就是强调脾胃乃后天之本的思想。从胎儿的生命系统讲，肾是先天，脾是后天。出生后的生命，脾胃又成了先天。所以所谓先天、后天，都应该灵活看，一旦拘泥，就不明了了。人活着，要靠后天养先天，先把脾胃调好了，你的肾就好，因此脾胃最重要，伤什么都不能伤脾胃之气。为什么我特别反对小孩吃西药？因为吃了西药，首先损伤的就是脾胃。甚至可以这样说，人在 20 岁之前，40 岁之后，代谢化学药物的能力很差，所以能不吃就不吃。

要想弄懂中国传统文化，就要时刻牢记中国文化核心要素：一是气，二是阴阳，三是五行，四是中庸思想。如果你能把这四样东西弄明白的话，古书看起来就容易了，而把这几个概念讲得最透彻的，就是《黄帝内经》。

总之，《黄帝内经》的作者以黄帝命名，一是重视"中央之神"——脾胃；二是借黄帝建立中国一统之势，表达了以这本书一统天下之医学的决心。

第二个问题是：为什么留《黄帝内经》，去《黄帝外经》？

《汉书·艺文志》里说，有《黄帝内经》和《黄帝外经》，但现今只有《黄帝内经》，中国的传统医学到底发生了什么，使得《黄帝外经》不存在了？它的内容到底是些什么呢？我们已不得而知。

我们只能以《黄帝内经》揣测一下《黄帝外经》。

所谓《黄帝内经》，就是它讲的是人体内部。众所周知，西方医学是建立在解剖学基础之上的，而中国医学坚持不打开人体，不打开怎能知晓呢？靠内观，靠拟象——有五脏藏于内，就有"象"显于外，故称"藏象"学说；并且因为内观而发现了经络，所以有经络学说；更高级的内观修炼，则发现了奇经八脉……而后两者，因为是以"气"的形式体现的，在西医的具象模型中是看不见摸不着的，所以神妙莫测，只能靠能量、场等概念推测一二。

刚到中医学院那会儿，听针灸老师讲，经络的发现是因为劳动人民在劳动中磕碰了什么地方一下，其他地方便有了感觉……这种说法显然可笑，还不如诚实地说不知道。且不说磕碰出穴位，恐怕今人把身体磕烂了，也难连出一条经络线……若不论扎针时的体验，我个人倒是有两次奇妙的经络体验：一次是试药中毒时感受到的经脉循行，一次是讲《道德经》时，那种幸福的气脉体验真是难以言表……

西医说：人是机器。中医说：人是内景。五脏六腑、经脉药性，皆是"美丽山河"内景。所以我们中医也可以叫作"内景学"，既然在内，就得返观。人体经络，就是人体气血道路图，最强大的那几条经络就好比京广线、京沪线，穴位就好比北京、广州、柳州、郑州这些大站点。若遇到交通事故什么的，线路就会瘫痪，就会堵。而治疗就是重新调度和疏通。人若死了，气血就不再流动，就如同道路灭了灯，成为黑乎乎的荒野，因此，死人身上找不到经络。

有人会好奇，丢失的《黄帝外经》是写什么的呢？目前，市面上流行的《黄帝外经》是一本伪书。《黄帝内经》和《黄帝外经》的区别是什么？这个我们只能揣测了，很可能中国也曾有一套系统是建立在解剖学基础上的，比如，东汉末年的华佗也是讲究开刀做手术的，就像现在的西医。但无论如何，这套系统还是不见了，是无意丢失，还是有意抛弃？总之这套东西没有传下来，所以不妨这样认为：我国的传统医学，从汉代起，就决绝地抛弃了外科手术这条路。

中国古代战争频繁，有战争就会有伤员，就会有死人，最早的生命探索者不会不去探视和研究人体解剖及伤口，甚至可以这样说，现代西医解剖的都是病死的人，而中国古代观察和解剖的都是死在战场上的战士，这两种人的生命体征会有很大的不同。扁鹊有一本《难经》，把人体解剖说得很清楚。汉代华佗的手术水平非常高，大家都知道手术后的伤口很难护理，但华佗发明了非常了不起的药膏，在伤口上一抹，20 天左右就能痊愈……也就是说，我们在对生命的探索上，内外科都曾全面发展，但最后，我们虽然保有金疮科及骨伤科，但在疾病学上，我们中国古代医学还是郑重地做了一项选择——删掉了"外"，保留了"内"。

第三个问题是：为什么讲《素问》，不讲《灵枢》？

《灵枢》是我国图书史上的奇葩。《素问》一书在历史上反复有人校注、勘定，但《灵枢》则孤零零的，像个孤儿，缺少校注整理，这大概与它被反复遗失有关吧。从唐代开始，《灵枢》就已经遗失了；到了宋代，朝鲜李氏王族想用一批书来换中国的《资治通鉴》，在这批回赠的书里，有一本薄薄的小册子，就是《灵枢》，进了国库以后再次遗失；直到南宋一个叫史崧的人献了家藏本，这本小册子才又流传于世。总之，《素问》《灵枢》好比双胞胎，一个备受宠爱，一个从小就送了人，甚至流落异国他乡。一本书被反复遗失，这事本身就值得探究。

这两本册子的最大差异是，《素问》基本是讲"道"，讲"医理"，而《灵枢》基本上是讲医理之"用"，这也体现了中国人做学问的一个要点：明理比运用更重要。至于医理"怎么用"这件事，只需要医生知道，而所有的人，都可以在"道理"上下功夫。懂得了"道理"，就是"存乎一心"，可用之无穷。

《灵枢》之名，很有道教意味。枢，是枢纽、机窍，"灵枢"二字当属对人身体机窍的灵用，因此多讲经脉、穴位及其运用。《素问》最简单的一个意思就是"平素问答"，也可以说是问"素"。这"素"，指太素，古人大致把宇宙生成分为四个阶段：太易（无气、无形、无质的状态）—太初（产生气）—太始（气成形）—太素（形成质）（见《易纬·乾凿度》），在这里面，太素为物质层面，在人，就是肉身。所以，问素，也就是问肉身。

《素问》是黄帝跟几个老师学习并探究生命原理的一本书。黄帝，在中国历史上功勋卓著，创立了天文历法和原始的国家政治制度，可临了还要不耻下问，渴望明白生命之理。很显然，此书关乎明心见性，而几位老师对此也真诚传授，每每赞叹黄帝的问题直指要害，总是说：善乎哉问！这问题提得好啊！正所谓：圣人易语，良马易御。什么意思呢？就是跟圣人交流那叫一个过瘾啊！无障碍啊！黄帝的问题提得妙，而老师们的回答更是令黄帝佩服，关乎天地之大道的解答总是让黄帝肃然起敬，每每斋戒，沐浴更衣，藏之为秘典……

于是，一部伟大的经典便由此而诞生。

让我们也怀着敬畏之心，翻开这部经典，感受一下这亘古的光芒和慈悲。关于医学经典，可以说，《黄帝内经》，不战而胜；《伤寒论》，百战百胜。

开讲之前，我希望大家去买一本《黄帝内经·素问》，然后准备一个大笔记本，可以抄一句原文，听我解读一句。刚开始我会细细地讲，等大家基本概念、思路都熟知后，进度也许就快了。好，让我们一起，慢慢启程，不断地深入，直到看到或拥有那美好的生命之珠。

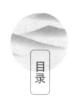

目录

天真，

一是指本性最天真，

二是指本性的天真源于具足。

具足，即圆满。

生命的痛苦皆来源于缺失，

因缺失而显示出阴阳。

而具足，则是太极般的完美，

它无须借助任何外力，自身就是源泉。

上古天真论

2006年8月，我正式在山东教育台开讲《黄帝内经》，至今12年多了。可这本书在我的包里背了至少20年，读了20年，课间10分钟，也要在校园里找个树荫读一会儿，即使懂了一句，也很快乐，这就叫"天道酬勤"吧。古书嘛，很多人担心读不懂，其实，经典的好处就是这段没读懂，接着往下看，后面就有专门解释这段的文字。总之，圣人的书，是慈悲的，只要你用了心，就不会让你不懂。

先解释下题目，什么是"上古"，什么是"天真"。

上古，指远古，对生命而言，上古也应指胎儿期。不要以为胎儿期不重要，人的一生，几乎都与这一时期的生成有关。而且，人生最天真混沌时，也就是这漫漫十月怀胎，从一个受精卵到一个五脏俱全的小人儿，把人类几亿年的进化都演化了，真是太古而又新鲜。

天真，一是指本性最天真，二是指本性的天真源于具足。具足，即圆满。生命的痛苦皆来源于缺失，因缺失而显示出阴阳。而具足，则是太极般的完美，它无须借助任何外力，自身就是源泉。

天真，就是不娇饰、不作伪，从来就是本来面目。什么叫本性最天真？比方说，这心脏啊，它本身该干什么就干什么，该吃什么就吃什么，它是全身的动力源，分分秒秒自强不息；它的食物是气血之精华，吃别的都不安。大肠吃什么？粪便。如果大肠说今天我就不想吃粪便我要吃血，这就不天真，这就叫一念害死人，生命就会出问题。

人体，是老天给予这个世界最精密的一套系统了，不是我们想当然就能行的。我们的大脑总是想当然，但我们的身体还是该有什么就有什么，该干什么就干什么，来不得一丁点想当然。《黄帝内经》是几千年前的东西了，凭什么现在还在用？就一句话，几千年来，就算什么都变了，但有一样东西没有变，就是你的身体结构——依旧还是五脏六腑，再怎么着，也没进化出什么新东西，冷不丁长个六指都不容易。

既然人体是最精密的系统，那么我们就不能随便地把某个器官割掉。我们经常随随便便就把扁桃体或阑尾割掉了，肯定是不对的。老天生它，一定有用。比如，现代科学就证明了阑尾是局部免疫系统，在控制食物、药品、微生物和病毒抗原方面均起了至关重要的作用。它直接关系到我们的肠道健康。在这个食物、药品越来越复杂的时代，它好似安监局，而且还收治毒气垃圾，所以它的存在非常重要。因此说对待生命，太想当然和自信，不尊重和敬畏肉身，也许会铸成大错。

还有一点就是，人体是自足的，五脏六腑生克制化，它们自己满足自己、自己管理自己，而我们的头脑一旦进行干预，就破坏了它自足的特性。人体是最不可思议的，头脑是最可思议的，这就是上天在我们身上安排的最大矛盾。身体最不可思议的是你今天吃了一顿饭，你不知道你到底吸收了多少水谷精华；而头脑最可笑的是，想当然地认为自己吸收了多少维生素。

一

——

昔在黄帝，生而神灵

昔在黄帝，生而神灵，弱而能言，幼而徇齐，长而敦敏，成而登天。

　　大家千万别把《黄帝内经》当作只有医生才能看的书。凡经典，读法第一要点，先读懂第一篇；第二要点，先读懂第一篇第一句。你如果读不懂一句，那你后面就没法学。就这第一句，《史记》的开篇、《黄帝内经》的开篇，全是这一句，历史、生命，都从这第一句开始了最初的惊鸿一瞥。

　　这就是一首诗啊，你看它是四字四字的，保持着《诗经》般的古朴和诗意。其实，会读的话，《黄帝内经》就是诗，不是文章，里面很多词句都是押古韵的。

昔在黄帝

　　现在说"昔在黄帝"，先讲第一个词"昔在"。

　　学经典，有一本书是必需的，就是《说文解字》。《说文解字》的成书时代与《黄帝内经》的结集时代大致相同，所以我们可以通过《说文解字》来读懂《黄帝内经》。如果可能的话，一定要去河南安阳的汉字博物馆看看。那里面的象形文字，更为丰富地解读了汉字。

"昔"字，上面其实是"水"，下面是"日"。"在"这个字，是"才"和"土"两字的结合，表示土里发出了嫩芽，所以表示"刚刚"。只要说到"远古"，西方说"long long ago"，中国人的"远古"则非常明确——"昔在"，在这里指特定的时代——日在水下，也就是洪水时代。

▶新文明的缔造者。

关于我们这一轮人类的记载，基本都从洪水时代开始。西方有诺亚方舟的说法，中国有伏羲女娲藏身葫芦中的传说，而这两位又成为洪水过后的先祖。这件事一定出现过，我们现在这一代人，都是洪水之后的人类的后代。洪水之前的人类什么样，我们现在不知道，但我相信恐龙时代的人类一定是巨人，所以关于巨人的童话也许是真实的。我们是洪水后的新人类，而孔子、老子、释迦牟尼，还有西方的苏格拉底、柏拉图等，他们可能既是古老文明的传承者，也是新文明的缔造者。比如说孔子，他采取的做学问的方法叫作"述而不作"，就是说他只讲述先贤的道理，而不自己创作。其实你如果把古书都看明白了，就会发现你自己写作是没有意义的，因为很多话都已经被古人说尽了，而且说得比今人简洁，比今人漂亮。这就导致我们走到一定阶段后，又不得不回头去学传统的经典，古人称这种行为是"复古"，我们现在叫"复兴"。

现在我们把"昔在"弄明白了，"昔在"就是洪水时代，我们现在谈的生命系统是洪水之后的生命系统。"昔在黄帝"，难道只是说黄帝吗？这里的黄帝，其实又可以代指人类、中土、脾胃等一切与他同象、同气的事物。因此，这一句可以翻译为：洪水时代后有一群新人类。如果跟下一句"生而神灵"相衔接，甚至可以比拟破水、破胞衣而出的胎儿，总之，一个新生命来临了。而这本书，就是对这个新生命不断的追问和解读……

生而神灵

下一句是"生而神灵"，那我现在问大家，难道只有黄帝生而神灵，我们就生而不神灵吗？

可以这样说，我们每个人出生时都是"神"。

你看小婴儿啊，大家不要觉得神仙要到山上去找啊，只要家里生个宝宝，我们的家就进"神仙"了——你看"神仙"身上有几大特点。第一，身上香，连脚都是香的，然后你就会欢喜，还特别爱亲他的脚丫。现如今，谁会亲谁的脚啊？没有人爱亲大人的脚，因为这双脚在世间已经待臭了。过去臣民会亲国王的脚，但都不会怀着你亲宝宝脚丫时那种喜悦的心情。

"神仙"的第二特点，是要吃有吃，要喝有喝，要抱有抱，要亲有亲。同时他还对你不屑一顾——你看你对宝宝爱得欢天喜地，糊里糊涂，但是他还对你不屑一顾，可能在孩子眼里，我们的表现是滑稽可笑的，但我们极端真诚地爱着他们，小婴儿一个心满意足的微笑，就给了我们一个"天堂"啊……

其实，每一个生命刚出生的时候都具备一大神灵特征，所谓神灵，就是超乎想象，这不是说说就可以的，而是有迹可循、有征可查的。

▶ 每个小婴儿都有"神灵"的特征。

"生而神灵"的第一特征，就是"握固"。你看所有的小孩出生，都是握着小拳头出来的，还不是一般的握拳，而是大拇指掐在无名指的指根处。这种握法就叫作"握固"。这是一个最重要的手印，无名指的指根处，为肝之魂窍，后来算命先生以此处为"子"—— 也就是十二地支之起始点，这种做法大概也是受小婴儿这个手印的启发。此处乃生发之机窍。如果你打坐时掐在此处，到子时的时候，无名指的指根处就会出现跳动感。这，就是生机。

我去过印度，新德里机场墙壁上的装饰就是各种手印。古人认为，手与足，是天地阴阳转换的机窍所在。手足末梢都是十二经络之转枢点，其实也是十二时辰之转枢点，因此手印里面有大秘密，也叫"掐诀"。打坐时，可以预先设置唤醒自己的时间，秘密就在"掐诀"中。

所有的孩子出生，都是掐着这儿出来的，有人教吗？没有。为什么要掐住这儿呢？《黄帝内经》讲"肝神为魂"，掐住这儿就神定安然。所以小婴儿掐住这儿出生，是为了守肝之魂窍，小婴儿握固是为了固魂。所谓"生而神灵"，这一件事就足够说明了，这叫"与生俱来"，不可思议，记住啊，生命最大的特性就是不可思议。

有人会问：人有灵魂吗？《黄帝内经》与西医最大的不同是它讲"五藏神"——肝藏魂、肺藏魄、心藏神、脾藏意、肾藏志。这个问题先放在这儿，以后专章讲"魂魄"。无论如何，从所有小婴儿出生，即"握固"这个问题上，我们发现老天爷护佑每个"小神仙"。但出生后，就是《易经》里那句话叫"自天佑之"，要自己努力保佑自己啦！

"生而神灵"这四个字，可是大学问啊。

刚出生的小婴儿又叫"赤子"。关于"赤子"，老子说过一段很著名的话："含德之厚，比于赤子。蜂虿虺蛇不螫，猛兽不据，攫鸟不搏。骨弱筋柔而握固，未知牝牡之合而脧作，精之至也。终日号而不嗄，和之至也。"这里不仅提到了"握固"，还提到了"赤子"生而神灵的其他指征：骨弱，筋柔。小婴儿的筋柔在于"抟气至柔"，也就是他元气足、气血混沌如一的状态。刚出生时，不必谈养生，因为骨弱、筋柔是生命的最佳状态，越老，就越骨硬、筋硬。我们总觉得骨壮则好，但老子说"物壮则老"；中医说"筋长一寸，寿延十年"，也在说"筋"的柔软与生命的相关性。大家都见过，小婴儿闲着没事就啃自己脚丫，可见，不仅大人喜欢他的脚，他自己也喜欢。你啃一啃试试？掰上来都很费劲噢！这就是"骨弱筋柔"。

小婴儿不必修炼，就能达到修炼高人的几大特点——"含德之厚，比于赤子。蜂虿虺蛇不螫，猛兽不据，攫鸟不搏"——看看，婴儿德性之厚，足以让蜂虿虺蛇、猛兽、攫鸟这些人类的天敌退避三舍，不仅不伤害他，甚至还有可能爱护他……都听说过狼能把小婴儿带回去养，没听说哪只狼把一个大人领回家养的。所以，小婴儿级别很高啊，高在哪里呢？高在"天真"二字。

除了"骨弱筋柔而握固"，老子说小婴儿"天真"还有两大特征："未知牝牡之合而朘作，精之至也。终日号而不嗄，和之至也。"

"未知牝牡之合而朘作"，是说小婴儿不知道男女之事，但男婴能勃起，其实这就叫"无欲则刚"，又叫"活子时"。成人要有刺激才能勃起，而貌似懵懂无知的幼儿动不动就勃起了，老子对此的解释是"精之至也"，也就是元气足，且精粹，而导致"活子时"。我们平时所说的子时是半夜11点到次日1点，也称"一阳来复"。但有漏之身，也就是我们这些已经百般耗散的身体叫作"有漏之身"，来个"一阳来复"都很难，更不要说"活子时"了。小婴儿呢，为"无漏之身"，精，不仅足，而且好，所以，可以经常"活子时"。

最后一句是"终日号而不嗄，和之至也"，是说小婴儿一天到晚扯着嗓子哭，嗓子也不哑。而我们大人则不成了，一天到晚有咽喉的问题。重者甲状腺功能出问题，轻者咽喉肿痛、暗哑，这是为什么呢？首先，哭为肺音，小婴儿哇哇哭其实对肺气是个锻炼，而我们中国人不知为什么总怕孩子哭，一哭就抱，反而使孩子得不到锻炼。其次，小婴儿气脉平和，并不真动气地号哭，他除了哭，还能怎么表达呢？此时囟门未合，老天又不让他说话，所以哭声就是他唯一的表达。而我们大人与小婴儿最大的不同，就是我们精不粹、气不和，我们讲话多了，嗓子哑是精不足，而我们太渴望别人的认可和接受，又使我们气不平，内心焦虑纠结，气脉滞涩是咽喉症状的内在原因。

以上这些，就是"生而神灵"的真正内涵。

也许因为这时太神灵了，囟门通天，所以老天不让婴儿说话，仿佛天机不可泄露。那什么时候可以说话呢？总的说来，上面先合，下面才能开；下面（腿）开了，上面（嘴）才能开。所以一定是走路以后，婴幼儿的语言才飞速发展——从生理上讲，迈开了步子，会阴得先开了，口才能开。因此小孩说话基本上都是周岁以后，囟门未合时，小孩超灵；囟门一合，后天模式正式开启，学习也就开始了。

弱而能言

说起"弱而能言",一定不仅仅是指黄帝"弱而能言",我们每个人小时候都"弱而能言"。只是小时候的"言",与长大后的"言",有大不同。

先说言和语有什么不同?

"言"是自言,"语"是对话,"弱而能言"是自说自话。婴幼儿的心灵是面对整个宇宙星空开放的,他并不管大人怎么想,他可以跟花说、跟鸟说、跟动物说,在他们的眼里,万物平等。其实小孩3岁前最灵,大人与3岁之前的小孩一定要多交流,那时候你的生命能量,包括你的智慧,包括你的方方面面可能都赶不上孩子,但我们大人往往自以为是,觉得我们比孩子强大,觉得我们可以随随便便对孩子指手画脚。

俗话说:"三岁看大,七岁看老。"3岁和7岁之所以重要,西方研究的说法是:5岁前为智力发展最为迅速的时期,如果把17岁的智力水平看作100%,那么孩子在4岁前就已经获得了50%的智力,其余的30%是在4~7岁间获得的,剩余的20%则在7~17岁间获得。所以3岁、7岁非常重要。智力,指人认识、理解客观事物并运用知识、经验等解决问题的能力,包括记忆、观察、想象、思考、判断等。但这些大多与后天训练有关,绝非可与先天智慧相比。李贺7岁便能吟诗作对、莫扎特5岁就会作曲,全凭智力吗?!如果从《上古天真论》看,小婴儿,"生而神灵"，此内涵远比智力要宏大。所以，所谓"三岁看大"，不过是看天性。记得小儿不到 3 岁时，有次从幼儿园归来，手持一个气球，上楼时，有一不相识的小妹妹正从楼上下来，看见气球就停下了脚步，这顿时让小儿纠结，路过小妹妹时，小儿果断地把气球塞给小妹妹，随即一句话让我忍俊不禁，他对小妹妹说："快点走，别让我后悔！"这是什么？这是小自私、大慈悲。无论多大，他都是这样的孩子，天性如此，至老都坏不到哪里去。而"七岁看老"，则是指人至七八岁时，阴阳为之一变，性情也变，但天性是根，性情是枝杈。性情会随际遇而变，随气血阴阳而变，老呢，就是一生际遇的积累。所以，老，与性情相关，但一甲子后，人会重归天性。

"弱而能言"，有两个概念：一个是他自己有自己的一套逻辑，比如万物有灵；另外一个是他所言皆真理，比如小孩会经常问一个问题："妈妈，我从哪儿来？"这个问题，我们长大了从来不问，也许不屑于问，但一旦问起，便已进入哲学领域。这句话是有大智慧的，哲学有三大终极问题——第一，我是谁？第二，我从哪儿来？第三，我往哪儿去？可是你会发现小孩都在问这三个问题，因此说，"弱而能言"，不可轻易带过，他们言的都是人生的根本问题。从某种意义上说，孩子问此，在于先天智慧，大人问此，则纠缠于后天智慧。

其实，人生很有趣，我们习惯于从小看老、从生下来看死亡，实际上我们也可以反过来看，从老看小、从死看生。大多数情况下，我们会觉得

上篇·上古天真论

小孩无知无识，不值得关注，恰恰是忽略了人生最美妙的感悟阶段。比如说我们都喜欢小婴儿的脚丫，他自己也喜欢，可是我们忽略了他小脚丫的五趾齐整，大人有五趾齐整的吗？没有。但我们若去看佛像，会发现佛像的五趾都是齐整的，这意味着什么呢？我们习惯于仰望佛祖的脸，观其神态，我们内心会生出大感动，了悟神明的慈悲与宁静。但我们若去观其足印，看到五趾整齐，我们会觉察出什么呢？——无分别心！诸菩萨的宁静与慈悲是立足在无分别心啊！而唯有小婴儿也是菩萨啊，他们也无分别心啊。

小孩刚出生的时候，守的是混沌之道，没有一，也没有二。可是我们家长慢慢教他什么呢？我们教他的，就是分别心。比如我们跟孩子会说这是妈妈，这是爸爸，这是姥姥，这是姥爷，这是爷爷，这是奶奶，我们教他们以分别而认知世界。等他们慢慢长大了，慢慢到了一定年纪，然后开始修行，修什么呢？修"无分别心"，你看，又修回去了。人生就是这样，我们从"天真"到"不天真"，然后再追求"天真"，这就是人类的命运，我们绕来绕去，在螺旋式的拧巴中，在终点求着开始……这一切，说来真是既可悲又壮烈。

关于"我从哪儿来"的问题，所有的孩子应该都问过。我记得我就问过，我从哪儿来？因为我皮肤黑，我妈就说我是从煤球堆里捡来的。20世纪60年代的母亲又忙又累，又羞于谈论生育等问题，通常都会用"孩子是捡来的"类似说法来应付小孩。但我们真的会信以为真，比如我，小时候只要看到煤堆，看到煤球，马上就犯忧郁症，站在煤堆前我会想半天，希冀从那里再领一个妹妹或弟弟……过去的母亲根本不会跟你谈精卵结合，而现在的妈妈可以通过一些故事来谈论下这个问题，但哪个母亲能上升到哲学或宿命来回答这个问题呢？很少。远古的人也好奇这个问题，所以会有很多神话或童话，以稀奇古怪的方式来破解这个问题。比如说"女娲抟土造人"啊，干累了，就用鞭子抽泥浆啊，滚到李子树下的就姓李……但现在的人，早已没有了远古的好奇与情思，于是便把这些根本问题匆匆带过了。

我儿子也问过：妈妈我从哪儿来？从妈妈肚子里来的啊。那我是怎么进到你肚子里的呢？我又是怎么出来的呢？……这真的令人抓狂。他还这样问过：妈妈生我是为什么呢？还没等我回答，他就说他明白了，他说爷爷奶奶生了爸爸，爸爸生了我，我要继续生下去……他如此这般找到的链条和使命，令人很是欣慰。

其实，每个孩子都可能有他自己的人生解释，不要小瞧这一点，只有孩子问"根本"，我们越长大，越不问"根本"，我们更多的时光是在随波逐流。不信，你就记录一下某一天自己的言行，你会发现80%都是废话，都是在敷衍。比如你路上碰到熟人，会问"吃了吗"这句毫无意义的话。如果他没吃，你也不会请他吃，所以他也敷衍回答说吃了。不过从这句问候语中也可以发现"吃饭"是中国人的头等大事，我们的谋生就是谋"饭"

啊。如果某一天我们愣怔了一下，猛然想了下"我们为什么活着"这个问题，这就是"知止"，然后就可以一步一步探寻下去了。

幼而徇齐

开篇就要细讲啊，如果第一句没弄懂，后面就无法读了。

前文讲到"弱"，弱而能言，"弱"，就像小苗出生，身体柔弱弯曲的样子，到了"幼而徇齐"，"幼"这个字本身指的是肉乎乎的小虫子的样子。什么叫"徇齐"？"徇"字，"彳"部，代表行走，"旬"，表示"一圈"的意思，中国人认为一月三旬，一旬为十天，把一个空间概念变成了时间概念。所以，"徇"字的本意是走圆圈的意思。其实，汉字的初始状态是象形文字，学习象形文字的关键要求我们要有儿童一样的趣味思维，有了这种思维，汉字就灵动起来，文章便也有了生命。"齐"字，最初的意思是麦苗整齐。于是，"幼而徇齐"就清楚了，徇是圆满，齐是整齐——一下子把少年的风华正茂烘托出来。少年时期最重要的一个特点是身与心同时发展，并且均衡，不偏不倚，因此，少年时代是人一生最难忘的美好时代。青春期后，身体的发育开始放缓，心智情感却突飞猛进。身与心不再同步，生命开始倾斜——身体发育过快的，或心智发育过快的，都难免跟头把式般地趔趄，都难免有创伤。唯有幼年，身心不二，便是"徇齐"。也正因为"身心不二"，身体才能不加阻碍地快速成长，同时心智也明粹率性，无欲无求，这时虽有性格、天性的不同，但基本是张白纸，任人涂抹。很多人到了青年以后，基本上就落了俗套，乏善可陈了。

人什么时候长得最快呢？胎儿期最快，出生后也快，我们经常说孩子是一天一个样，少年的时候也很快。但到了青春期，出现一个节点，生长速度减下来了，青春期之前是飞速成长，青春期之后是放缓成长。女子七七四十九岁以后，男子七八五十六岁以后，生命开始萎缩。现代医学认为癌症可能跟人的衰老有关，不无道理，一切都是气血的问题。唯有明白生命之道，才知道人是怎么老的，也才知道人是因何死的，这，就是我们学习《黄帝内经》的意义吧。

是什么能让生命快速发展？"徇齐"两个字妙不可言，生命成长，光快不成，还要整齐，什么是整齐呢？人的精神和身体要同时发展，而不能偏失。在青春期前，这个同速发展非常重要，身体要快速成长，认知也要快速成长。因为青春期以后，人开始有重点地发展了，青春期以后，身体发育可能放缓，心智情感却突飞猛进，身与心不再同步，生命开始倾斜。发展漂亮且恰到好处的，就能飞翔。头大身小的，或头小身大的，都难免跌倒，而有的人，可能终身都没有飞过。

少年时期的"徇齐"，也就是心和身的同步高度发展，靠的是什么？好好把这个问题想明白了，就是个"明性"的过程。少年身上最可贵的是什么呢？答案是：快乐，无欲无求。

养生大道有一句话，叫"忧喜不留于意"。小孩的情绪像天空一样，说变就变，一会儿晴了，一会儿下雨了，小孩的情绪只有"当下"，没有持续。我们所有大人最大的问题是什么？情绪的偏与执，"偏"，是不守正道，比如，小喜怡人，大喜伤身；小小的忧伤会给生命带来沉静，而大忧伤、大焦虑，则伤害生命。"执"，是持续，是固守，是淤滞。把"偏"与"执"放到生命里，人就会得病。小孩怎样呢？比如，小孩说妈妈我想要这个，妈妈说你给我住嘴，小孩就说我好怕呀，但是只要给他一个玩具，他就玩去了，他就把先前的欲求忘了。"忘"可是个很高的人生境界！能"忘"者，能及时地清除生命垃圾的人，才是高人。事实上凡是那些能忘的，能"忧喜不留于意"的人，还真都长得高，那些少年时就猛蹿个儿的人，都很单纯，老人家会叫他们"傻大个儿"。而那些小个子都很机灵，心眼多。我还见过，父母都高高大大的，孩子却不高，为什么呢？因为他很小的时候，父母就离异了，从小他便跟着母亲奔波。家长会觉得离婚这个事对孩子没有太大的影响，但孩子不长个儿的事实告诉你，一定有影响。家长任何的行为在孩子的身上都是有痕迹的。中医讲究望诊，其中有一点就是，看见孩子啥样，就应该知道他父母什么样。孩子，忧喜，不该留于意，只要留，就可能会有伤害。不要小瞧少年这个时期，西方心理学认为人成年后的所有困境，其实都跟他少年时的心理阴影有关。

其实，很多电影都会描写少年春意的初萌，比如《美国往事》《西西里的美丽传说》等。这个阶段是少年自我意识的开始，也是他眼中世界的开始，这时的一切都意味深长。开篇就阳光灿烂的，那种光芒会给他的一生都染着金边，因为他会容易相信世界的美好。而以凶残阴暗开篇的，一生都难免阴影重重。但对阴影的逃避、抗争，也会带给他与众不同的力量。举个例子吧，比如小时候一直尿床的孩子，如果有人肯去做一项社会调查，会发现小时候尿床的时间比较久的孩子（尤其是女孩），长大后颇有成就，为什么？据说日本曾经拍过一个电影，有个孩子每天放学的时候都狂奔，只是为了不让小朋友路过他家的时候，看到他夜里尿湿了而白天晒出来的褥子，最后他居然跑成了世界冠军。什么使他狂奔？羞耻心和自尊心。不要小瞧这两个心，羞耻心是良知的基础，自尊心是成功的基础。从小就纠结于这两个心的孩子，一定会比普通的阳光少年要心智成熟。

再比如，在我们强大的自尊心背后一定有一个自卑的底子，如果这个人死要面子，他一定在某一方面特别自卑。如果看到一个女子打扮得极端精致，你会觉得她是个幸福的女人还是不幸福的女人？经常有这样的病人坐在我前面，太精致了，让我都惊叹，人怎么能这么精致？过于精致的人会得什么病呢？得"紧"的病，就是她从里到外都是抽紧的，她的生活没有任何放松的点，总而言之，就是她没有绽放过。她活得太苦了，而且这种苦，除了对医生说，从来不对外人言，包括闺密都不知道。她活得太警惕了，喜怒过分留于意，成天心肺高悬，肠胃不舒缓，所以这些地方都会病。而你看那些邋邋遢遢的人，由于心态的放松，反而不得什么大病。

好，我们回来接着讲"幼而徇齐"，不要小瞧这句话，这句话其实特别关键。少年，我们一定要给他足够的空间，让他身心完整地去发展。这时候稍微有一点压力，就会影响大脑里的脑垂体。脑垂体跟什么有关？做家长的特别关心孩子长不长高的问题，脑垂体其实就是分泌生长激素的，长高激素就是这个东西，跟身高和生理发育（女子的月经、男子的遗精）有关。直接说吧，脑垂体跟身高和性有关，身高和性是一对矛盾。见女孩来月经后，人们会略带遗憾地说："这孩子也就这么高了。"老百姓不懂什么脑垂体，他是通过生活明白女孩一来月经就不太蹿个儿这件事的。在我们的生命里是有一些阀门的，脑垂体就是一个很重要的阀门。它如果启动了"性"，身高就暂缓，所以对于少年，有一个时期要拼命让他发展，不要有任何阻挠，就是要"赏而勿罚"。关于男孩、女孩的成熟，我有一个观点：女孩要适当地早熟，男孩最好要晚熟。因为这个世界太复杂了，女孩如果太晚熟，会在世界上吃很大的亏。其实生养女孩，父母要担更多的心。而男孩，很多家长都会认为无所谓，顶多教育他对女孩要多负责任。所以我的原则是，女孩早熟有利于自保，男孩是越晚熟越好。

看到有些孩子长得慢，家长就着急，就愚蠢地相信网络里宣传的"生长激素"，花很多钱，给孩子打针。生命，是容不得乱来的，更容不得过度干预。长不长个儿这事，归脑子里的脑垂体管，所谓"生长激素"，势必干预脑子，干预了这部分，必然干预孩子的性功能，个子矮点于人生无大碍，生殖系统出问题了，可是家族的血缘链条要出大问题的，这岂不可怕？！在人生"徇齐"的时期，精血用于长身高，就不会开启性功能，生命有自己秘密的人生轨迹，哪能容你乱下黑手？！我就见过一个女孩刚来月经，就被家长带去打了"生长激素"，然后就停经了，之后又靠吃激素调理月经，最后，身高没长，还得了生殖系统的病。父母把肠子都悔青了。

总之，少年与青春的接壤处，是一个清新的地界，什么都是新的。身体，因为刚刚被自己发现，所以是新的；灵魂，也刚刚开始被发现，所以，也是新的。新的，而且美好，所以，是人生最快乐的时光。

长而敦敏

然后，就开始了新阶段："长而敦敏"。

"长而敦敏"——长，是指青春期后的漫长岁月。青春期之前，是个"无漏境"。此时，身体和思想都是本来面目，自足、自化。青春期一至，第一件事是什么？是开始"有漏"——女子月经、男子遗精。在此之前，男孩女孩性征不显，此后，雄雌便分。有漏，则傻。说句实在话，原先气血都奔脑子上走，现在最精华的东西每个月还要从下面走。这个往下走就是漏。漏，意味着好东西都流走了。傻，是说底下一漏，脑子就有点不足，这儿没有褒贬之意。

我从来不觉得"傻"是一个不好的词，你们觉得"精明"好，我不觉得"精明"好。"精明"，就是想得太多，就是把简单的事情复杂化；"傻"就是能把所有复杂的事情变得简单化。举个例子吧，比如说这儿有一块无人认领的珠宝，精明的人思前想后，他会在脑子里设计无数套方案，总之是既偷拿了东西，又不想被人发现才好。而"傻"的人很单纯，喜欢就直接拿走了。其实，生命也是有珠宝的，也是有精华的，傻的人是直接偷本质，拿走就是了。精的人成天胡思乱想——这是好东西吗？值多少钱呢？能让我得到什么？……总之，有的人，越精，越蹉跎人生。什么叫傻？什么叫真聪明？来此一世，禁不住蹉跎啊，一眼就能识别何为好东西，而且直接就拿好东西的人，少之又少。还有一种人总是首鼠两端，过于算计，如此便蹉跎了人生。所以这个傻，不是真的脑子坏了，古人形容这种"傻"用了一个绝妙的词：敦敏。敦，厚重；敏，勤勉且规矩礼貌之意。"敦"就是"厚"，"厚"也是"道"，所以有"厚道"一词。过了青春期以后，人是往宽里长，这时候人积攒的是厚劲，这叫"敦"。

什么叫"敏"？我自己在家没事就画画，我会画一个"敏"字的象形文字。"敏"，像什么呢？像一个女人坐在那儿，两只手搭在那儿，三根毛代表头发，这边是什么？这边的"反文"读什么？读"pū"。"pū"就代表手的动作，凡是从"反文"者，都是跟手的动作有关，比如说放、救等。那这女子在干吗呢？在梳头。大家千万不要小看了梳头这件事，中国人所谓讲礼貌，首要看头发，蓬头垢面，代表不羁的人生，或低级的人生。"幼而徇齐"的时候，男孩、女孩头发什么样呢？男孩、女孩发型一致，一律齐刘海，两边各有一鬏鬏。女孩初潮是个大事，从那一天起，女孩的发型就得变，就是把刘海梳上去，把头发盘起来，头上要插簪子，这就叫"及笄之年"。所以说女孩的成熟是显而易见的，男孩的成熟却不像女孩那样容易被发现。《红楼梦》就是从宝玉初试云雨开始的，所以，《红楼梦》有一个核心，就是青春的美好与幻灭。因为男孩成熟不外显，所以古代统一男子20岁那年行成年礼，叫"弱冠之年"。弱冠就是在男孩20岁那天把头发盘起来以后，然后用一个簪子固定，就成了个"夫"字，什么叫"夫"？就是你已经顶天立地，要承担社会责任了。都顶天立地了，为什么还称"弱冠"？其实，就是告诉你，虽然你戴帽子、懂规矩了，但你还是要小心，因为你的身体是弱的，不要糟践自己。你还要花10年的时间来成长自己，所以男子最好"三十而娶"。20岁的男人呢，就是生瓜蛋子。什么样的男人最有魅力？结婚之后的男人才有魅力。为什么有的女孩总想插足呢？因为她聪明，就是不道德，谁不愿意吃熟果子呢！但是你不要忘了，把果子弄熟的肥料不干，他老婆肯定不干，老婆又不是培训机构。如果我们女人足够强大，就随他们去，当你这么想了的时候，那个男的还怕呢。人嘛，都有点贱性，越轰的，越轰不走，越抓的，越抓不住。所以，活通透点后，人生反而有更多的自由。

"敏"字不仅代表手脚勤快，而且代表懂规矩、懂礼貌。在这个世界上，有太多不懂规矩的人，比如"小三"想摘果子就叫不懂规矩，所以才遭人鄙夷。

女孩发型一变，大家就知道这个女孩成熟了，就可以有媒人上你家求婚了。但怎么知道你家姑娘成熟几年了呢？就是第一年是一根簪子，第二年是两根簪子，第三年是三根簪子，再多的话，就要用梳子啦，总之，不能骗人，媒婆到你家后要"数齿"，就是要知道你多大了。人类的繁衍最关键的一点，在于要生出最健康的孩子。而为了生出健康的孩子，最好女子要"二十而嫁"，男子要"三十而娶"，因为女子在21岁到28岁是身体最健康的时候，而男子在32岁到40岁之间，不仅身体强壮，而且意志力坚定，这时生出的宝宝最好。所以，男女婚配，两人隔10岁到12岁是蛮合适的，而且现在还有一点，男的一般而言比女子去世早，现在的女人太能活啦，如此这般，很多女的，还可以有第二春。

回过头来，我们接着讲"长而敦敏"，长大后，虽然少了少年时的单纯灵透，但敦了、厚了，而且要勤劳，"敦敏"两个字无非是说"勤能补拙"。虽然说有漏了，但靠什么东西才能使你这个漏补给一些呢？靠敦厚的心，靠规矩的心，靠勤劳的工作。《黄帝内经》用词，真是精准啊。

成而登天

最后这一句即，当我们一切都明白时，我们却要死了。

我们会发现，《黄帝内经》开篇的第一句，写的就是人之一生，但最有意思的是头几句："生而神灵，弱而能言，幼而徇齐，长而敦敏。"从出生到青春期，用了四句，成年到死亡，就一句："成而登天。"其实，从《黄帝内经》那个时代人们就看清楚了，成年以后的事情没什么可说的，不管好与坏，一看你的底子，二看你的努力。底子好，就能保持灵性的一贯性；努力多，人成就就多。

"成而登天"这期间到底发生了什么呢？劳役，困苦，被亲人绑架，被道德绑架，被金钱绑架，被老和病折磨，被死亡恐吓……总之，不仅"有漏"，还"苦"。几乎没有人能按照自己的方式去活，乔达摩·悉达多的出走也曾被父亲阻挠，老子的西行也被拦截过，孔子也许自幼失怙、父母双亡，才有了些许的自由吧……但更多的人，在没有绽放前，就枯萎了吧。这也让我们明白了，为什么人老了以后回忆的全是童年、少年，很少有人追忆中年。因为中年这段时间总是吃苦受累，怨气冲天。

我们从一开始就说开篇的"昔在黄帝"的黄帝，代指这一纪的"生命"，也可以代指"元气"。"生而神灵"可以指元气一开始虽然小但特别灵，灵到一定程度，便"弱而能言"；再长大一点，开始阴阳和合了，就是"幼而徇齐"；和合到一定程度，元气就厚重且能创造了，就是"长而敦敏"；待元气充足时，有阳和阴相配，即得大圆满……总之，这就是生命的神奇与伟大，其过程就是：神灵、能言、徇齐、敦敏、登天。

释迦牟尼讲世界的成、住、坏、空，《黄帝内经》讲生命的成、住、坏、空。在所有的成、住、坏、空中，都隐藏着"轮回"的悲哀。我们的生命，就像眼前的这张桌子。慢慢地，在我们看不见的地方，虫子在一点点地啃噬它，最后，它成了灰，然后这灰，又被风吹散了。而这灰，在别处可能又聚集成桌子，不管是明代的桌子，还是清代的桌子，只要是具体的，都会坏掉和空掉，但那个关于"桌子"的理念是永存的，是"空"不掉的。就像每个生命都是成、住、坏、空的，但是生命的概念和延续性是永存的。这个理念的永恒就是"成而登天"，就是圆满。于是，我们可以接着往前走了，在"空"的前提下，好好追寻下那个可玩味的"有"。

《黄帝内经》开篇24字真言，高度概括了生命的过程。把这一段读懂了，就知道了《黄帝内经》在讲什么，首先要知道生命之道——生成之道、成天之道、元气之道。治病只是它的极小部分，把生命之道弄明白了，有大欢喜、大去处，生命自会绵绵不息。

第一段花的精力是蛮大的，但绝对值得，因为你第一篇不读懂，以后怎么读呢？因为古代是没有标点符号的，这本书至"成而登天"算第一段，下面就进入第二段的讲解。

二

——

法于阴阳，和于术数

乃问于天师曰：余闻上古之人，春秋皆度百岁，而动作不衰；今时之人，年半百而动作皆衰者。时世异耶？人将失之耶？

岐伯对曰：上古之人，其知道者，法于阴阳，和于术数，食饮有节，起居有常，不妄作劳，故能形与神俱，而尽终其天年，度百岁乃去。今时之人不然也，以酒为浆，以妄为常，醉以入房，以欲竭其精，以耗散其真，不知持满，不时御神，务快其心，逆于生乐，起居无节，故半百而衰也。

"乃问于天师曰"——这里面唯独要解答的一个问题是"天师"，《黄帝内经》这本书讲的是黄帝跟几个老师学习，其中最著名的就是这个"天师"岐伯。

我先说天师，全篇就在这儿出现了一次"天师"，为什么开篇出现这个天师？这句是说，黄帝不以人为师，是以天为师。我经常说一句，人这一辈子最关键的，是要跟天走，而不要跟人走。所谓"跟天走"是什么意思呢？就是不能乱来，比如该冬藏了，你非得唤醒冬眠的动物，就属于乱来，为什么呢？光冬眠的动物醒来，是没有用的，因为整个生态都在冬藏，没有食物、没有水，动物还得死掉。再比如，冬藏时节你非要减肥，这就比唤醒冬眠的动物还要危险。天，并没有说话，但天地以不变的规律，来彰显自己威力。人，只需依照天意去做就是了，这是最经济，也是最安全的。

而跟人走，为什么不好？首先，你学习是因为什么？无明。人虽有眼睛，但看到的不尽是真相，所以你要学习，学习就要找老师，可是你别忘了这个前提，你本来就无明，你找老师，想找到一个明师的可能性微乎其微。再说了，以无明的你，说找到了一个明师，这不是糊涂吗？！现在很多人没事就说这个是我的上师，那个是我的上师，天天以奉上师为规矩，而不知所谓的上师，也可能是无明中的一群。

其次，为什么我总强调经典的重要性？经典最起码的一点，就是经典的作者都是可以称之为圣人的，比如说释迦牟尼，比如说老子、孔子。学孔子，并不只是读《论语》。《论语》只是孔子的弟子编纂的，并不全然代表孔子。所以说现在掀起《论语》热本身就是对中国文化不明白的一个地方，如果认为学《论语》就是学经典了，那就还没有摸到经典的门呢。学孔子的入手处，应当是六经，如此，才能得传统文化的浑然大气。

天师解释完了，我们接着讲这段。

乃问于天师曰：余闻上古之人，春秋皆度百岁，而动作不

衰；今时之人，年半百而动作皆衰者。时世异耶？人将
失之耶？

黄帝开篇就问大问题，人的寿限问题。先说"上古之人"。什么
叫上古？大家经常会有一个疑惑，不是说中华人民共和国成立（1949
年）前，我们国人的平均年龄不到 30 岁，我们现在平均年龄是 70
岁左右，上古之人就能"春秋皆度百岁"？在古书里，最奇葩的是，
很多神仙还活几百岁呢！上古之人，到底有没有活得很久？这个现
在很难证明，其实活得长不长不是关键。关键的是动作不衰、生命
质量好。若不快乐，你就是活 100 岁，也不能叫活着。

回到原文，我们先想一下，对于我们每一个后天来讲，什么是
上古之人？上古之人可以理解为胎儿，也就是先天。胎儿只用了十
个月，就完成了人类几亿年的进化，从一个小小的受精卵，变成一
个五脏六腑俱全的生命体，这是非常不可思议的。而"今时之人"，
当指我们的后天。

"春秋皆度百岁"这句，讲一下"春秋"。古代表示"年"的名
词有很多，《尔雅》曰："夏曰岁，商曰祀，周曰年，唐虞曰载。"这
都是从不同的角度去解释一个相对的时间段。比如"年"，"年者，
取禾一孰也"，这种说法是代表谷物的成熟，另一种说法是说"年"

是一个怪兽。"岁"也有年景之意。"祀"指年终祭祀。其中最古雅的"一年"的指称当是"春秋"二字。为什么古代用春秋来代表一年，不用冬夏？这是从"气"上论，春与秋，最关键的是气平均。夏日太长，冬日太短，一个阳盛，一个阴盛。只有春秋阴阳的气，是平衡、平均的。

"春秋皆度百岁，而动作不衰"这句，所谓皆度百岁，也可以理解为每个人都活到自己的命数，而不是真的活到一百岁。中国人对生命的观念实际上是非常有趣的，始终认为"人各有命"。比如孔子命数是73岁，孟子是84岁，圣人连这两个命数都躲不过，我们老百姓就自祈多福吧。但其中有个重要的点：就是真正的寿终是没病没灾，心里清清楚楚，安排好一切，甚至自己换好衣服，从容走掉，才算数。在这点上说，孔子真是得道之人。

比如孔子知道自己要死了，他就整天拄着拐杖站在门口等一个人，这个孤独的老人，妻子、儿子都先他而去了，他对后事的安排全要靠一个学生，这个学生一定要具备几大才能。第一，有钱。孔老夫子也知道没有钱是办不成事的。你们不要以为老师总希望学生饿着肚子学习，在什么地界说什么话，干什么事，就是孔夫子的明白之处。老天生仲尼，就一定要生一个有钱的学生赞助他，否则他这一辈子怎么过？！都说去周游列国，行，下次去卫国吧，钱呢？谁出啊？吃什么、喝什么、住哪儿，不都得花钱吗？那么谁是孔夫子的赞助商呢？此人一定在七十二贤人之内。但是孔子会表露出对他的喜欢吗？如果表现出喜欢，岂不是有贪他钱财之嫌？所以，孔

上篇·上古天真论

子对这个人的态度很有趣，有点依恋，又有点疏离，只要这人因为有钱就言语"傲娇"时，孔子就还得训斥，大家猜猜这个人是谁？

此人姓端木，名赐，字子贡，为孔子"受业身通"弟子之一，孔子曾称其为"瑚琏之器"。子贡不仅利口巧辞，善于雄辩，且办事通达，善于经商之道，曾经经商于曹国、鲁国两国之间，富致千金，为孔子弟子中首富。连孔子都佩服他赚钱的能力，《论语·先进》中记载孔子说："回也其庶乎，屡空。赐不受命，而货殖焉，亿则屡中。"意思是说颜回在道德上差不多完善了，但却穷得叮当响，连吃饭都成问题，而子贡不被命运摆布，猜测行情，且每每猜对。也就是说子贡想赚哪笔钱就能赚到哪笔钱，今天挖了金子，金子就开始升值，明天想炒股票，股票就涨。子贡这一辈子从来就没有为赚钱这事发过愁，只要他想干，他一定会成功。我甚至认为，他就是老天派来抚慰孤独的老夫子的。但夫子的内心还是不平，所以《史记·仲尼弟子列传》说："子贡利口巧辞，孔子常黜其辩。"比如，子谓子贡曰："汝与回也孰愈？"其实这也是孔子内心常比对的，颜回和子贡谁更好呢？子贡对曰："赐也何敢望回。回也闻一以知十，赐也闻一以知二。"孔子的回答更妙，"弗如也。吾与汝弗如也。"孔子也认为子贡不如颜回。颜回虽好，但早死，真正把孔子的理想和言论推广的，还真是子贡。子贡因为富有，难免有时会傲娇一下，比如有次他问孔子："贫而无谄，富而无骄，何如？"孔子淡淡地回了他一句，说："可也，未若贫而乐，富而好礼者也。"

是说：你对富贵的要求太低啦！越富有，越应该懂礼呀！子贡还不依不饶，说："如有博施于民而能济众，何如？可谓仁乎？"说有钱人能帮助穷人，算得上"仁"吧？孔子内心有些悲怆地说："何事于仁，必也圣乎！尧舜其犹病诸！"是说，何止是仁德啊，简直就是圣人啊！尧舜都做不到呢（他们没那么多钱啊）！这种回答一定让聪明的子贡有些羞惭。还有一次，子贡因为富有，做事不当，因私德而破坏了公德，遭到孔子的批评。子贡有一次在国外赎回了一个鲁国人，这样做，回国就可以得到国家补偿金，但他不在乎这笔钱，拒绝了。孔子说："赐呀，你采取的不是好办法。从今以后，鲁国就不会再有人替沦为奴隶的本国同胞赎身了。你收了国家的补偿金，并不会损害你行为的价值；而你不肯拿回你抵付的钱，别人就不肯再赎人了。因为那些赎回同胞后再去领取国家的赎金的人，会被认为是不道德的，然而又有几个人能有足够的财力，可以保证损失这笔赎金而不至于影响自己的生活呢？"即，你有钱，就无限地破坏规矩、拔高道德，而普通百姓够不到你的标准，也就不去做什么了！

虽说孔子总明着暗着批评子贡，但孔子内心对子贡是依赖的。《史记·孔子世家》记载："孔子病，子贡请见。孔子方负杖逍遥于门，曰：'赐，汝来何其晚也？'"这话里饱含着多少深情啊。一个老人，挂个拐杖，在门口翘首以盼，最后终于等来了子贡。孔子因叹，歌曰："太山坏乎！梁柱摧乎！哲人萎乎！"一边歌一边流下了泪水……他对子贡说："天下无道久矣，莫能宗予。夏人殡于东阶，周人于西阶，殷人两柱间。昨暮予梦坐奠两柱之间，予始殷人也。"后七日卒。先前我们说了：孔子交代后事的人一定要具备几大才能。第一，有钱。子贡有钱，能料理好一切。第二，敬自己、懂自己，此人非子贡不可。比如有个叫叔孙武叔的诋毁仲尼，子贡曰："无以为也。仲尼不可毁也。他人之贤者，丘陵也，犹可逾也。仲尼，日月也，无得而逾焉。人虽欲自绝，其何伤于日月乎？多见其不知量也。"是说，别人的贤能，可以比喻成丘陵，但孔老先生犹如日月，是不可逾越的。由此可见孔子在子贡心中已经如日月一般了。第三，此人一定博学通达，子贡就是一个博学通达的人。孔子评价几个学生时说，"由（子路）也果""赐（子贡）也达""求（冉求）也艺"。子贡，可以说是方方面面都通达的人，所以孔子把选墓地这么重要的事交代给了子贡！子贡果然不凡，为老夫子找到了风水绝佳、子孙福报可传万代的好地方——孔庙。而且，别的学生大多守墓3年便离开了，唯有悲痛万分的子贡在孔子墓旁住下，一守守了6年，一是对孔子情谊深厚，二是吃喝不愁。

什么叫"春秋皆度百岁，而动作不衰"？孔子以上的作为就叫作"春秋皆度百岁，而动作不衰"，就是至死不糊涂。把生前死后都打理明白，甚至自己死后怎么埋这件事都想得特别清楚，能有几人做到？！你得没得道，还得看你把后事安排没安排好，譬如，孔子就跟子贡讲好了，"一定要给我埋对了地方，埋哪儿呢？我父亲一支是殷商人，我母亲一支是周人，殷人都殡于两柱之间，你就按殷人的礼数埋葬我吧。"最后子贡就给孔子找了块能做万代帝王师的墓穴，也就是现在的孔庙。大家有空一定要去看看，到孔府、孔庙、孔林坐一坐，吸一吸远古圣贤的气儿，多好啊。我也真是无奈了，让人去感受天恩，人不愿去，我若说到那儿拜拜可以考出好成绩，就会有人呼啦啦前往……推崇圣人还得媚俗，真痛苦啊！

"今时之人，年半百而动作皆衰者"这句，是说今时之人，半百则眼不明、耳不灵，身心都不灵光了。大家别忘了，这是黄帝说他那时的人噢！看来在黄帝时代，就跟我们现在的情形是一样的。所谓"半百"，是指每个人命数的一半。这个命数的问题，每个人都有自己的命数，《庄子·盗跖》说："人上寿百岁，中寿八十，下寿六十。"目前，对人类的自然年龄，在世界上有三种公认的推算公式。

第一种："自然系数"学说。这种学说认为，寿命系数是 5 ~ 7。一般哺乳动物的寿命＝生长期（年）× 寿命系数。人的生长期是 25 年，由此得出人的寿命是 125 ~ 175 年。

第二种："细胞分裂"学说，这种学说用细胞分裂次数来推算出人的寿命。人体细胞分裂次数为 50 次，分裂周期为 3 年，由此测定人的自然寿命应为 110 ~ 150 年。

第三种：是按人类的性成熟期算，哺乳动物的寿命一般应为性成熟期的 8 ~ 10 倍。人类的性成熟期大致为 14 岁，人的寿命为 14×8（或 10）=112（或 140）年。

无论怎样推算，人都应当活到 110 岁以上，而实际上，我们普通人只能活到 70 ~ 80 岁。所以哪怕我们活到 80 岁，也是半百而衰。如果你是一个阿尔茨海默症患者，活那么久有什么意义呢？我的原则就是：如果活着痛苦，就不如早死早投胎，不用活那么久。

"年半百而动作皆衰者。时世异耶？人将失之耶？"黄帝对这个问题提出了两种看法，人之所以活不到天年，到底是时代变了，还是人变了？黄帝的问题特别尖锐。这世上的很多问题，都可以从这两方面去思考：是时代的问题，还是人的问题。

从时代上讲，比如说过去时代的人确实很悠闲，有精力去插簪子、数梳子，搞各种礼数。我们现在谁手里还有把梳子？在那儿梳啊梳，愣是把一把木梳子最后弄得油油的、锃亮的。知道什么最容易让你安眠吗？如果你躺下，有个人慢慢地用梳子给你梳头，给你轻轻地唱歌，你没有睡不着的。失眠用什么来治？用爱，爱可以治愈一切。唱一首轻轻的歌，手指对头部轻抚，从百会穴到太阳穴，然后再用细密的梳子一点点地轻梳……谁会睡不着呢！你的爱人若能如此，你就是幸福的人，你就不会有失眠的问题。我们现在的爱多么粗糙，拿钱买房子、买车，买各种奢侈品，然后我们去做它们的奴隶，收拾、打扫、守候，而忘记了爱其实特简单，就是相互厮守并爱抚……很少有人爱你到这个份儿上，愿意为你轻轻地梳头、唱歌。

未来什么最贵？一定是按摩最贵，未来的按摩师应该是表现爱的高手。他如此细腻地安抚你的每一寸肌肤，并且有着艺术家般的节奏。因为，人的生命真的需要如此的体贴与呵护。关于爱，我们已经有太多语言的喧嚣了，而缺乏对肉身的无言呵护……

好，回到原题，时代永远在变，人的肉身没变，但人心总在变。所以岐伯单刀直入地回答了黄帝的问题：人活不到天年的问题，在人。

我们看一下岐伯对黄帝问题的回答。

> 岐伯对曰：上古之人，其知道者，法于阴阳，和于术数。食饮有节，起居有常，不妄作劳，故能形与神俱，而尽终其天年，度百岁乃去。今时之人不然也，以酒为浆，以妄为常，醉以入房，以欲竭其精，以耗散其真，不知持满，不时御神，务快其心，逆于生乐，起居无节，故半百而衰也。

"岐伯对曰：上古之人，其知道者，法于阴阳，和于术数"——所谓"知道"的"道"，就这八字真言——法于阴阳，和于术数。这八字真言在我们的现实生活中无处不在，甚至可以说是中国传统文化的纲领。

先讲"法于阴阳"。

中医看病的最高境界是看阴阳，先要辨阴阳。只要一说起阴阳，最简单的一个判断思路是：人间，男人为阳，女人为阴；天上，太阳为阳，月亮为阴。但这只是看到了表层，阴和阳，用《易经》之卦象来解释才是最妙的。比如代表太阳的离卦，外边两根阳爻，中间一根阴爻，也就是外阳内阴；代表阴水的坎卦，上下各一根阴爻，中间一根阳爻，也就是外阴内阳。这，才是事物的真相。如果看到这个层次，才算真的懂了点阴阳。现在能不能学中医就看有没有阴阳思维、气思维、五行思维，就这么简单。

比如说坎卦，外面的两根阴爻是阴水，中间的一根阳爻是真阳。看到它最核心的那一层，才知"坎"水是外阴内阳，水的属性是流动，不动者则是死水、腐水。而水的生命力，恰恰是那一根阳爻，因为阳主动。再比如，你一见到女人，就说她为"阴"，可能你就错了，现在很多女人比男人还阳刚，现在她们自己都叫自己"女汉子"。这种外阴内阳，就是核心。而有的男的长着长长的胡子，可他的心脆弱得跟个小女孩似的，动不动就哭，那么他是外阳内阴。总之，法于阴阳，是要看功底的，要明阴阳的变与不变。

"和于术数"，"术数"指什么呢？"阴阳"从某种意义上就代表先天，而"术数"就代表后天。万物都是先有"象"，后有"数"。"和于术数"，就一定要深刻地懂得五行生克，懂得阴阳，懂得中庸之道，这些统统属于"术数"这个层面，"术数"就是方法。这个方法不是你想象出来的方法，而是老天按照天地自然规律规定出来的方法。

关于"术数"，我们在第三篇、第四篇会连续讲，此不赘述。

在这里，说一说生命之学中，为什么"7"这个数字如此重要？为什么一个礼拜是7天？为什么生孩子怀孕是40个7天？为什么一次月经周期是4个7天，月经正常的循环是28天，不是30天，30天算拖后，28天算正常。如果阴历的十五、十六赶上经期，这说明你身体绝佳，之所以叫"月经"，就说明这事跟月亮的潮汐有关。满月之时来月经的人才叫身体好，月黑风高夜你来月经了，身体就不太好。

西医说人体气血7天是一次轮回。所以血液疾病基本上都跟"7"这个数字有关，包括你的感冒也大约7天会好。7天，气血一变，生命为之一新。包括很多中医开药，也是开7天的，但我认为，如果是慢性病，三七二十一天，或四七二十八天最见明效，不必让病人每7天跑一次。甚至，《易经》也有"七日来复"的说法，一切在7日之后，就会重新开始。

经典所说的一切，不会让你不懂，前面说了"法于阴阳，和于术数"，后面就会用"食饮有节，起居有常"来解释前一句。

"食饮有节"，就是吃和喝，我们人生在世这两件大事特别重要，你睁开眼就要吃和喝。什么叫"有节"呢？首先，食物要吃应季的，所谓吃应季的，就要先懂这个"节"字。

大家看"节"的繁体字"節"，竹字头下面是一个"即"，代表音声。所以，节，指竹节，大家都看见过竹子，竹子每隔一段距离就会有个节，所谓"节"，都是气机转换处。北京话里，如果说两人有矛盾，叫有"过节"，就是难通融之意。而我们说的"过大节"，又是什么意思呢？我们现在把过节都看作一件非常高兴的事，其实古人不这么看。中国古代的节日最讲究的就是阴阳。现在的节日不讲这些，比如五四青年节，就跟阴阳没关系。但古代的节日都是跟阴阳、节气密切相关的，过节的日子都不是好日子。我们现在把过节的日子一律当成好日子，是因为我们的文化有缺失了。比如春节，春节是什么呢？春节就是立春，春节自古是立春节气，既然是气机转换时，大家都应该小心。《黄帝内经》讲"春三月，此谓发陈"，"发陈"就是过去的好东西要发出来了，坏东西也要发出来了，所以这时候人就要注意身体了。春节就是个节点，既是春天的开始，又要打年兽，为什么这时又放炮，又点灯的？因为年兽第一怕火，第二怕响声，所以中国人逢节气就点着了艾火熏一熏，把这"节"就过了。过节为什么要放假？就是让你休息，平静地把这个难过的节点度过去。

▶ 二十四节气中的"节"和"气"。

大家记住，凡是逢阴历的一月一、三月三、五月五等，基本上都是要出事的节，所以五月五端午节的时候，人们一定要在井水里搁些硫黄这些祛腐的东西，防春瘟。

关于节气大家懂多少？何为节、何为气？即二十四节气哪一个是节，哪一个是气，比如清明过后是谷雨，这两个哪个是"节"，哪个是"气"呢？凡回答问题，都要说出为什么，而不要瞎猜。

我给大家详细讲讲节气，通过这堂课以后节气的问题就知道了。一个春季，分三段，立春和雨水，是初春；惊蛰、春分，是仲春；清明、谷雨，是暮春。所谓暮春就是花开始落了。四季当中各有 6 个节气，有 12 个节、12 个气，共二十四节气和七十二物候。《黄帝内经》中，有一次，黄帝问岐伯："何谓气？"岐伯说："此上帝所秘，先师传之也。"这是个大秘密啊，是不允许告诉别人的。黄帝一再追问，于是岐伯只好告诉他，"五日谓之候，三候谓之气"。

"五日谓之候"的"候"就是物候的意思，也就是树叶、花果这些事物每五天会发生一个变化。为什么是五天呢？大概跟五行相关吧。这是规律性的东西，如果我们能从立春那天开始观察，也许每五天树叶会发生一次变化，这就是物候，物候就是指花和叶的变化，以及植物、草木的变化，一年物候有 72 种变化。"三候谓之气"是什么意思呢？三五一十五天就会有一次"气"的转化，所以节气就是从这儿来的，三候谓之气，就是节气都是隔 15 天一变。

一般现在一个月里会有两个节气，所谓"节"与"气"的不同，就是月初的那个节气为"节"。"节"指气的转换，为月之始。哪儿是气呢？还是看竹子好理解。气拐弯的地方是"节"，气顺溜的地方叫"气"，也就是直挺的那段是"气"。气足，这段就长；气不足，这段就短。所以，一月当中，后面的节气就是"气"。

中国文人酷爱竹子，苏东坡就说："可使食无肉，不可居无竹。无肉令人瘦，无竹令人俗。人瘦尚可肥，士俗不可医。"

据说竹子能够忌贪、能够忌俗，还能够治病，为什么？你天天观察这竹子就全明白了。人的节操，不也是如竹子的表现吗？有节有气。人生也是，要懂得有节处，就有气处，不会一帆风顺的。如果一帆风顺就没有成长，什么让我们成长？痛苦。有节的地方憋得越有力量，下一段我们才有更大的成长。所以大家要懂得什么是节，什么是气。

正月两个节气，立春和雨水。二月是惊蛰和春分，古人只要说到清明，就已经进入三月了，只要说立夏，就是四月了。过去人说生日都是阴历生日，在这种生日里，暗含着阴阳。比如，我出生在正月，雨水过后，那细密油油的春雨，使我一生都饱含诗意。而阳历的生日，则多少有些苍白，只是日子，没有绿，也没有雨。

那么，节重要还是气重要？都应该重要，是吗？你看，在节上有"四立"——立春、立夏、立秋、立冬。而要命的都是春分、夏至、秋分、冬至，都在"气"里。如此说来，"气"似乎更重要，"节"是艰难点，而"气"长不长，活不活，都在气上呢。春分是一个大节气，分则气分，从"春分"起，气开始变，然后"夏至"又一变，"秋分"又一变，至"冬至"，气，又一变。所以，中国古代的历法非常重视"气"的问题，冬至、大寒这些都是气，非常重要。

既然谈到节气和时间，我们就说一个非常有趣的话题：生日。说到生日，就涉及阴历、阳历，这些东西我们在生命中怎么去用呢？我的一个学习原则是，学任何东西都要贴近生命，都要有生命的温度。不能说我今天学了个大道，学完了大道后，该怎么坏还怎么坏、该怎么无耻还怎么无耻，那是不可以的。人生最重要的是：我们学到的东西一定要能改变、改良我们的生命。

关于出生，我们先前专门讲了《黄帝内经》第一句"生而神灵"，那生日，是否也属于"生而神灵"中神灵的一部分呢？它重要吗？为什么重要？

人在妈妈肚子里的时候，只有脐带跟母亲相连，生命是一种自我封闭下的绽放。出生的那一瞬间，脐带一断，人便告别先天，开始后天，此时九窍俱开，这一瞬间生命的突然绽放与天地自然形成的格局，就是中国人所说的八字，也是西方人所说的星盘。即这一瞬间，各大行星，包括地球，对你的生命都会产生深刻的、致命的影响。

比如，你出生的这个时刻，太阳在哪儿？月亮在哪儿？木星在哪儿？……有人会说我出生在白天啊，那时没月亮啊，怎么会没有月亮呢？你看不见，不见得它就不存在，八大行星都存在呀。你出生的这一瞬间，与这些宇宙能量形成了一个错综复杂的格局，这些宇宙能量都会影响你，这个格局就是命。人总问有没有命啊？绝对有命，怎么可能没有命呢？命是不是注定的呢？当然是注定的。命能不能改啊？不能，但，"运"可以改。

生命的这个格局，在中国文化里是什么呢？你的年里有一个天，有一个地；月里有一个天，有一个地，再加上日和时的天干地支，正好八个字，就是过去老人所说的八字。

八字特别难讲，为什么？因为这里头即使一个"丙"里面都藏着很多的东西，比如庚与辛，同样是金，一个是阳金，一个是阴金。阳金刚硬，阴金柔软，命就会有很大不同。再比如，丙与寅两个字，丙是天干、寅是地支。丙为阳火，寅为阳木，命带丙寅的一般外向、阳刚。但如果命中又有庚辛等字样，那么火熔金，丙火就会因庚辛而削弱。总之，一个八字里，处处有阴阳，处处有五行，明着有，暗着更多。这就是处处都讲究的中国人，估计中国人个头长不高，也跟总算计有关，因为活得太费心思了。

现在年轻人都喜欢说星座，所谓"座"，就是你本命的座位。其实，西方人觉得星座不太重要，要想全面地看一个人，要看星盘。从命相学来看，西方人偏单纯，全世界最复杂的人就是中国人，西方的星盘相比八字而言，简单明了，至少用言语好描述。

比如，我是双鱼座，双鱼很灵性，又喜欢神秘的事物，中医也神秘而有灵性，所以自学中医的人里面，可能双鱼座的多些。有的人来这世上，是因为好奇，有的人是因为好斗，而双鱼座大概是因为好玩。所谓双鱼，应该说是两条鱼的结合，一条是太古的老灵魂，一条是新生儿，所以她既有远古的睿智与深情，又有新生儿的贪玩和无情，是最老辣和最纯真的杂糅，在双鱼座的身上你永远能看到纯真，但是你别想骗她，她骨子里有着看透千百年的能力。很多人都说双鱼座多情，那是你还没看到她冷漠无情的那一刻。她对这个世界既不感兴趣，又深深地好奇。她的生活再乱成一堆麻，你也不要忽视她灵魂的洁癖，她的孤独是命里不忍割舍的东西，你看着她在世道上如鱼得水，其实她始终在世道的外面……

所谓双鱼座，在节气里占雨水和惊蛰两个节气（也就是 2 月 19 日到 3 月 21 日期间），她既有雨水的柔美，又有惊蛰的灵魂般的苏醒。所以文学艺术是她们灵魂的主导，她们刚刚苏醒的状态，又让她们弥漫在无意识的美感里，对宗教、艺术、心理有着敏锐的反应。

但同样是双鱼座的人，为什么还有巨大的不同呢？西方人就要看星盘了，双鱼座，只是你出生时太阳所在的位置，所以这是你展现给外人的一面，而且因为双鱼座具有表演天赋，所以她展现出的那一面并不真实。而她出生时那一刻月亮所在的星座，是她不展现给外人的内向的一面。我认为决定你成功与否，一定要看这一刻月亮所在的位置，展现给人看的一面是入世的，不给人看的一面是出世的。这一面决定着你真正的精神品质，决定着你要做什么。比如我太阳的一面是双鱼座，我展现给你们那一面是有点好色、有点多情，所谓好色是喜欢看漂亮的东西、喜欢美的东西。多情而且有才情，有强烈的宗教情感和一颗敏锐的心。而我的月亮在处女座，处女座的严谨、踏实、洁癖，还有分享精神，决定了我能专注于自己所喜好的事物。我的所谓洁癖，不在于生活细节，而更多的是精神洁癖，更多地表现在我的文字表达和写作上，并一定把最好的东西分享给大家。

双鱼和双子，同为双，但有极大的不同。双子座是十二星座里面唯一一个以人的面貌出现的，应当说他具备了人类所有的优点和缺点。他智商一定是最高的。双鱼是远古老巫和胎儿的集会，双子则是一个男人和一个女人的集会，他基本上是自己跟自己斗，自我纠结。而且双子的人，因为他生于6月，在小满和芒种之间，是突然热起来的初夏，蝴蝶正从蛾子变成美丽的蝴蝶，所以变、变、变，是他的主题曲。你很难琢磨出他到底要干什么。他的语言和理想都是丰富而多变的，语言也是绚丽多彩的。他有思想的圣殿，并相信那是真实的……

▶ 星座基本跟中国的节气相合。

为什么要讲一下星座呢？因为星座很有趣，基本上跟中国的节气相合，这样从节气看人就有意思了。《黄帝内经》有五运六气学说，在《素问》七篇大论中，很难讲，但若和星座一起讲，就有意思了。比如每年的金牛座虽然节气一样，但主气、客气不同，性格就会有很大差异，脾气秉性不同，得的病也会不同。我在《生命沉思录3》

中，就曾这些写了一小部分，我想让我学生写，但他们都懒得要死，现在的学生就是你给他一个成就的道他都不干。其实他要能把这本书全部整理出来，这个书是很好玩的，对不同性格的人会得什么样的病，以及他得病的原因，都会明晰一些。这个话题先放在这儿吧，等讲到后面五运六气时再讲。

总之，《黄帝内经》说："夫自古通天者，生之本，本于阴阳。"阴阳就是天地。我们生在这个宇宙时空中，就受这个宇宙时空的影响，生命、气血、寿限从我们出生的那一瞬间，就统统定格和绽放了。

为什么《黄帝内经》刚开篇就讲食饮？因为太重要了，人后天一出生，就离不开吃和喝，一开始吃的是母乳，然后就是五谷杂粮，这些东西一定会改变人的精气神。总之，所谓"食饮有节"，是一切要跟天走，跟节气走，不要跟人走。

最关键的是给大家提一个醒，假如得大病了，比如说癌症，第一要改变的是什么？就是饮用水，因为你一天要喝好多水，而不见得一天要吃几次饭，而身体的 70% 也是水。所以换饮用水，就是要给你的生命转机提供条件，水土对人影响巨大。第二，食物也要变，即改变你的食物结构。第三，要改变居住环境，这也是一件很重要的事。

原先有一个女企业家，她病了以后，非得让我去她家，她也没有告诉我得的是什么病，我刚走到她门口的大花园，就明白她哪里病了，她的花园有那么几块地方不长草，不长草的地方正好像子宫和卵巢，我一进屋就逗她说："妇科出大问题啦？"她大吃一惊说："刚查出来得了卵巢癌。"古代看病是强调要进家门，为什么？因为房子是你天天待的地方，久而久之跟你的气场就相合了，光改变你没有用，还得改变下你的居住环境。现在没有医生愿意上门服务了，就只好让你搬家。换个新环境，心情会好。现在看病，其实有不科学的地方，比如你挤公交车到医院，一路焦急、生气，把你的脉，能是你真实的脉吗？所谓把脉，在《黄帝内经》里面，将来会讲到，一定要把"平旦脉"，就是你早上起来，晨尿未解，或者是刚刚解了手，躺在床上把的脉才是你最真实的脉。

▶ 家里环境对身体也有大影响。

在古书中记载了这么一个故事，有一个大夫到人家去，病人是个新婚小伙子，全身肿，眼皮肿，脸肿得跟脸盆似的。已经找过几个大夫了，谁也治不好。这位大夫一到，一把他的脉，六脉平和，没病。大夫也纳闷，于是便坐在病人身边吃饭，以便观察。其实，人得病不得病就看一点：病人有无食欲。这小伙儿因为身肿，而肿症第一是要先禁食，就是不让他吃，他已经饿了好几天了。此刻看大夫在旁边吃饭，都馋死了，他愣是把眼睛扒开了看大夫的饭。这大夫就特别好奇，说："你看什么，你饿啊？""我饿。""那就吃呗。"于是把饭推给了小伙子。小伙子一顿狼吞虎咽。大夫就更纳闷了。

一看他吃饭更像没病的，但他毕竟全身肿啊，这是为什么呢？猛然间大夫明白了，这个房子是新房，里面的家具全部是刚刚涂过漆的，所以这小伙子中的是漆毒。有人会问：为什么别人没中这个毒？因为他新婚消耗得多，他里面虚了，所以他就得了这个病。于是大夫先让小伙子换个屋子，然后把很多螃蟹捣烂了，敷满他全身，这就相当于让他中的毒彻底发出来了，这孩子就好了。医生要是不去家里，而是把这个人拉到医院看，是一定找不到真正的病因的。这就是家里环境与疾病的关系。

还有一件事得说说，现在人之所以喜欢西医，是因为服药便捷，一个小药片扔到嘴里就成。中药呢，还得煮，药材还分先下或后下，很多人就嫌麻烦。更有人有工夫得病，没工夫煮药，恨不得让你把药都煮好了喂给他，这样你还想好？！想都别想！我自己对病人有一个要求，一律不许把药拿出去煮，只能自己在家煮，不仅能治病，还能有药气改变屋内环境。中医药性讲的是气和味，这个药性至少可以改良房屋里的空气环境。我有个学生，听明白后，会一边喝药一边拎着药罐子在屋子里走两圈，呵呵，至少这种态度是对的。很多人就是不明白这种人养屋、屋养人的妙境。更何况，自己煮药的过程，就好比念经，功夫到了，才能得道，谁也不能一步登天。

甚至，治病有时候光吃药都不行，不解决得病的原因，病还会复发。有个老太太，病因在于多管闲事，管不好，就生气，生气就浑身不舒服，就让她一边煮药一边骂自己：多管闲事多吃屁。这就像一个咒，念多了，就活明白了。另外一个同样心浮气躁的老太太，我让她抄写一段古文当治病的咒语。有趣的是，她不懂古文都是竖着抄写，她一边吃药，一边横着抄写了整整一本子，最后大病痊愈，且爱上了抄写，说这样心很静……所以，我治病的体会是：凡听话的，好得快。自己的"业"，自己消，医生和药，只是帮忙而已。

下面讲"起居有常"。

所谓"起居有常"是什么？这个也是要跟着天走。跟着天走，也就是跟着太阳走，太阳起来了，你就得起来。太阳升起，就是天地之阳气起来了，你自己的阳气也得起来，你要不起来，就会压抑自己阳气的生发。太阳落山了，你自己的阳气也要收敛。可是我们现在偏偏不这样，太阳一落山还要看电视，看这个，看那个，更加不收敛。现在人是一边熬夜一边敷面膜，其实熬夜最催人老，敷面膜又有什么用呢！中午睡觉补心，晚上睡觉补肾，我们把这大补给丢了，却指望人参、枸杞能补益自己，这不是本末倒置吗？！古代的人呢，太阳一落山，就摸黑唠唠嗑，然后就睡了。我们现在的人呢，先是电视，然后是手机，人手一个，白天晚上离不了手。怎么可能起居有常？越到晚上越喝酒、越兴奋，所以说现在人的病，都是自己"作"出来的。

下一句"不妄作劳"就是不胡来，"故能形与神俱"，内外相合。所谓"形与神俱"这句话，特别高明，很少有人去理解这句话。

"形与神俱"是什么意思？有人说是"不装"，有那么点意思。我们现在大多是"形不与神俱"，究竟形与神明相合是一种什么状态呢？我用一个故事来解释吧：有一个人登喜马拉雅最高峰时，差几步就登顶了，而领队死活命令他休息，这恰恰是人不愿意做的。领队说了一句话：停下来，就是要让灵魂跟上来。这句说得真好。我们现在所谓"形不与神俱"是什么？就是我们的躯体始终在狂奔，最后居然不知灵魂在何处！所谓内外相合，就是自己的身体能跟自己的神明待在一起。我们现在多少人自己不能跟自己待一会儿，要么执拗呆傻，要么躁动不安。看看已经自杀了多少人！抑郁的，跳楼了；还有狂躁的，非同寻常地兴奋，眼神灿灿地外露，神明就要散掉了。我刚见过这么一位，特有钱，他几乎把北京的中西医都看了一遍，所有的医院都轰他走，不让他再住院了，而他得意的是：你们都看不好我吧？同时，谁也治不好他这事也让他无比恐慌。

　　最后他进了精神病院，诊断为躁狂兼抑郁。他老觉得他的腿在抖，可是他老婆、他身边的人都说没见他的腿抖。他说他腿一抖，心就慌，就有窒息感，就倒地不起，只能送医院，到医院一查，浑身没毛病，就又送回家。这就是西医的问题，如果没有器质性病变，人就没病，如果你执拗地认为自己有病，就是精神病。可他明明有病啊，感觉腿抖，在中医里，一定是肝肾的毛病。肝主抖，根儿在肾精不足。肾精不足，人则善恐，心肾不相交，则心慌，有窒息感。所以这样的病，只能中医治，吃了20

多服药后就没事了。

现在修行的人多了，又出个大问题，修好没修好先别说，成天逮谁度谁，成天想把别人度进自己的群。我就曾见过这么一位，她说她信教了，曲老师你也信这个教吧。我说："您自己高兴，偷着乐就行了，您没必要拉别人信。"对方回答了一句话把我乐坏了，她说："我不怕别的，我怕你事后埋怨我，当时没拉你一把。"我一听心里笑得不行，我说："您尽管放心，我绝不埋怨您，您放心吧，您好好走您的阳关道，我好好走我的独木桥。我自投我的罗网，您自投您的罗网，我们各干各的。"你说她这个人是不是好人？至少是个滥好人，但她的错误在于：己所欲，一定施于人。孔子说："己所不欲，勿施于人。"这只是半句话，我补上后半句：己所欲，也勿施于人。比如你想学什么，你就偷偷学，你别强拉硬拽，别乱评别人的好坏，这样真可以少得病。守住自己的神明，就叫"形与神俱"。

能够"形与神俱"，就能"尽终其天年，度百岁乃去"。读《黄帝内经》，开篇说"食饮有节，起居有常，不妄作劳，故能形与神俱"，这就是长寿之道。这没什么好讲的，照此去做就是了。可是，人世间的事，都是明白归明白，脑子明白了，身体却做不到。

有人说，《黄帝内经》都几千年了，你现在还念叨它干什么。可是你看这句"今时之人不然也，以酒为浆，以妄为常"，不正跟现实很像吗？"今时之人不然也"，是说今时之人，不能做到：第一，法于阴阳，和于术数。第二，食饮有节，起居有常。第三，不妄作劳，形与神俱。现在的人什么样呢？"以酒为浆"——就是把酒当水喝。水，是平性，养人；酒，是烈性，也养人，但因为其性烈，故，酒代表非理性。大家千万要记住，中医可不认为酒是坏东西，酒是最早的药，所以最早"醫"的写法底下有一个"酉"，就代表"酒"。有种说法是"烟酒，奇物也"，认为酒和烟都是了不起的东西。为什么？什么都得讲理，天底下现在各种各样的说法太多了，今天有人说这个对，明天又有人说这个不对，什么是愚痴？就是今天说不能吃鸡蛋了，你就不吃鸡蛋了；明天说不能吃鸡蛋黄了，你就不吃鸡蛋黄了，这就是愚痴。因为你从来没问为什么。

比如这个"烟酒，奇物也"，你就得问问，何为"奇"？古人说任何东西都要从"阴阳"论，判断任何事物能从阴阳论，就是上上法。何为奇物？酒，看上去是水，点着了是火，所以酒，乃水火既济之物，同时具备两种相反的属性，难道不是奇特之物吗？！而且中国的酒和西方的酒，完全是不同的属性。中国白酒是粮食的精华，西方的葡萄酒是植物发酵，但人家宣传得好，而中国人在自己的酒的宣传上不下功夫。西方的酒多讲究，比如喝了1994年的酒，那年，天什么样，地什么样，水分什么样，雨水怎么样，土壤怎么样……总之，里面有什么东西对心脏有好处，说得头头是道。更关键的是，西方人是一小杯红酒喝一天，中国人恨不得一瓶一杯。如此，

上篇·上古天真论

053

就是过度。再好的东西，也糟蹋身体啊。

西方的葡萄酒是葡萄酿制的，葡萄是植物，葡萄属阴寒。中国人吃葡萄其实更讲究，最好的吃法就是吃葡萄干。葡萄干是阴性的物质，经过了暴晒，得了阳。而且西北有大阳气，所以新疆的葡萄干最好。中国的酒是什么酒？粮食酒，粮食是五谷之精华，如果有机会能接触到长寿老人，会发现一些秘密特别有意思，有些修行很好的老人，到了快死的时候，基本上是消化不了食物了，所以他就不吃饭了，但他一定天天喝酒，没有一个老人在那儿天天喝红酒，一定是喝白酒，而且是高度的。其实，粮食酒远远好过植物酒，只不过，我们现在有的人良心坏了，拿酒精往里勾兑，多少人能喝到原浆？

"烟酒，奇物也"，那么烟是什么东西？是世界上在所有植物里最需要阳光的东西，盛产烟叶的地区是古巴、云南这些高原。所以，烟，首先从阴阳上论，是阳性的。你如果能抽到没有放添加剂的真正的好烟叶，怎么可能得咽炎？为什么雪茄那么贵？烟叶是绝对的好东西，而且烟叶到现在还算是不被污染的。烟酒，虽是奇物，但都不可太过。今时之人，以酒为浆，把酒当水喝，肯定是过了。

酒，还是中药里的"引经药"，过度饮酒一定损肝，但稍稍用在引经药里，它对肝又是一种救赎。从这个理上讲，小饮对肝有益，如果这个人老憋着，老生气郁闷，喝点小酒就能解郁闷。所谓引经药就是把要解决病痛的药物引到肝经那儿，把肝宣开，人就舒坦一点，但是不能多喝，更不能喝郁闷酒。

在中医中药里，若是肝上有点毛病，或者是肝郁得特别厉害，就稍微用点酒。女性呢，尤其在经期前后，一定要吃一样东西，醪糟，也叫酒酿，超市都有卖的，吃个醪糟煮蛋就可以了。因为醪糟大补气血，而且可以除瘀血，但一定要加热后服用。因为凡是子宫的病通通属于肝病，所以治子宫病就是要从肝经治。还有一个问题，女性疾患要想除掉，最好的治愈期是月经期，因为只有在月经期，这时候女性系统是一个开放系统。反过来讲，女性疾患里最难治的病，也是月经期间生大气造成的疾病。可是恰恰很多女性都是在这个时候情绪最激烈。月经期，只要一生气里面就凝结，去都去不掉，有的就直接闭经了，或只好等你下一次用更多的血来把瘀血排掉，这也是有子宫肌瘤的人容易经期淋漓的原因。而且女人一辈子都靠血养着，这样折腾一次，下月来月经时，血又不足了，人又没劲儿了，这样慢慢就形成瘀滞了……

记住，生门即死门，人之生门和死门其实是一条路，这句话在我们人生当中特别重要。当你濒临绝境的时候，就只有一条路可走了，就是把死门当生门走，要么死，要么绝处逢生。生命也是一样，经期，既是治病最好的时期，也是得病的最糟糕的时期。

男人和女人就不一样了，男人比女人相对短寿的原因也在此。男人没有月经，情绪缺乏出口，再加上嗜酒，情绪就更郁阻出不去了。肝损伤之后，越大把吃药，就越损肝，所以男性肝病居多。男人一辈子要想好，就是少喝酒、少吃药，成天高高兴兴，可谁能做到呢？基本上都是"以酒为浆，以妄为常"。"妄"是什么呢？就是胡来，所谓胡来就是不守时守位，就是该睡觉的时候偏不睡觉，该醒的时候偏不醒。大人爱怎么作就怎么作吧，别让孩子任性。对孩子，有些做法很具体：比如，我儿子的屋里是不允许有电脑的，直到 18 岁，才给他用智能手机，他之前用的手机都是 100 元左右的，只能打电话，不能干别的。还有，就是保障孩子的睡眠。

大家不要以为睡眠是一件小事，睡眠是一件大事，所有的养，包括你吃任何的营养品，都赶不上黑甜一觉，睡眠是最大的养。胎儿在妈妈肚子里都在睡觉，所有搞现代胎教的都是蠢妈妈，一会儿听音乐，一会儿学外语……自己都不会说几句外语，也不懂音乐，还把录音机放在肚子上，净折腾孩子了。小胎儿要用不到 10 个月的时间完成人类几亿年的进化，他容易吗？他全得靠在睡眠中不断地分裂，不断地递减，或增加。他这 10 个月忙着呢，而这 10 个月的忙碌，一定要在"无为"的情况下进行。就是不被干预的状态下进行。你一旦"有为"、一旦干扰，生命就可能出错。睡眠状态下是无知无识，生命只是顺应着它的本来面目去变，这时候你乱下指令，就会对它有影响。现在有的小孩一出生就有那么多问题，其实跟他原本的载体有关，尤其是跟怀他的母亲有关。

我看过一个自闭症的小孩，特别的可爱。我助理是个小美女，他一进门就追着那个小美女，因为他青春期了，反反复复说这句："姐姐好看，姐姐好看。"你看他本性并不自闭，他只是对他不喜欢的事物关闭心扉。看病的时候，他特别安静地听他妈妈说话，但有一个动作被我发现了——他没事就摸摸妈妈的肚子。十六七岁了没事就摸摸妈妈的肚子肯定有原因，这时候我就问他：你是不是特别想回去？那孩子从没听过有人问他这句话，他眼泪一下就下来了，使劲儿跟我点头，好像我能帮他这个忙似的。你说他傻吗？绝对不傻。这时候我就问他妈妈，我说你怀孕的时候是不是老跟他爸吵架？他妈妈哭了，说当时就是闹离婚。你看，孩子全清楚，你们以为孩子傻，其实是大人傻。大人什么品行，孩子太清楚了，他活在原始的痛苦里，不愿意跟这个世界同流合污。

总之，我们大人以酒为浆、以妄为常也就罢了，别误了孩子。

接下来讲"醉以入房，以欲竭其精，以耗散其真"。

"醉以入房"，房，就是指"房事"，也就是男女之事。男女之事，本来挺美好的，然而"醉以入房"，就不美好了，就是纵欲。"欲念"是人之常情，若有美好的男女情爱，则可以纾解我们人生在世的很多烦恼，但不能在一种没理性、喝醉的情况下进行。有人会说，爱欲，就不是理性的事。但至少你知道因谁而起欲念吧？爱，可以温柔，可以荒蛮；但醉后，你只是发泄，而不知对方是谁。这，才是"醉以入房"可怕的地方。

下面这句"以欲竭其精"，是指用欲念耗散精气。"以耗散其真"里面的"耗"，在这里是通假字，通"喜好"的"好"，翻译过来就是：用喜好耗散真阳元气。由此可见，欲念是阴性的，所以耗散阴精；喜好是阳性的，所以耗散阳气。这两句是指：欲望，是造病之根源。

《黄帝内经》不是宗教，它不要求你无欲，也不要求你禁欲，但是，它要求你少欲，不能纵欲。一切以不伤生命为基准。欲望，是气血的体现，年轻人欲望贲张，是气血足的象；年老者欲望低迷，是气血衰退的象。但也有老人家欲望贲张的，这不是气血足，而是虚阳外越、收敛不住的象。总之，《黄帝内经》谈欲望，别有一番风趣，不能离了身体根本说欲望，一切要以阴阳、气血说话。

还是打个比方吧。很多年轻人焦苦不堪，是混淆了欲望与志气，是把欲望当作了志气。欲望和志气，都源于肾，但中医偏偏说左肾、右命门，于是便有了阴阳，于是，也分出了欲望与志气的不同，强言之：欲望为阴，自有其阴鸷之气，一旦被压抑，便心浊气败，幽怨满怀。志气为阳，自有其舒朗神气，即使暂时不得志，也能从容自在。譬如我从小志气在文学，于是文学诗意渐渐入皮入骨，虽中途入医道，但秀才学医，笼中抓鸡，学起医来，更有情怀。如果欲望只在出人头地，只想谋求所谓成功，便失却了那一番玩味医道的自在从容。

再者，元气藏于肾，因此欲望或志气皆掀动元气，只是欲望耗元气，志气补元气。欲望易纠结挣扎，欲望大、身量胸怀小，就有担不起的痛，故耗。欲望达不成，心灰意冷，就更耗。而志气呢，简单纯粹，只是情怀和理想，成与不成，任天意安排，因此，见南山悠然，见蒹葭悠然，见流水亦悠然。没有负担，没有成见，在喜乐禅意中渐生浩然之气，故，养元气。这就是阴与阳带给我们的身心体验。

当然了，不见得人人都成功，所以，重要的是我们要有身与心的平衡，所以，平衡感是生命的一个要点，比如，气弱、血弱、精神弱，倒也没什么，平衡就好。弱，只是不足，不是病。所谓病，就好比气足、血不足，则浮躁；血足、气不足，也呆滞。人生亦如是，气血弱，欲望低，倒也平和快乐；怕就怕，内里空瘪又欲火万丈，最后难免膏脂燃尽、身心俱焚。家庭生活也同样，最初的爱是熊熊烈火，而最终的爱却很可能是点点灰烬。恋爱，靠欲念支撑；而婚姻，靠意志维持。能把熊熊烈火坚持到点点灰烬的，一定知道这过程的不易和艰苦的付出。所以，我的原则是，人生在世，要先存个圣贤心，然后赶紧把世俗事了了，才好安心做圣贤事。比如考学、恋爱、结婚、生子……这些要按部就班地赶紧完成，过分恋战、拖延，反而伤气血。毕竟再轰轰烈烈也终将归于平淡，无论做妻子、做丈夫都难免会有说不出的徒劳的那一刻。莫如早早有一本领以便果腹，然后温和做人，好好读书，寄情山水。比如我们国学堂的口号就是：学《黄帝内经》，自救利他真慈悲；

知老子，明心见性大自在。不管外界如何，至少心中有个美好的去处。

甘地说："地球可以满足人的需求，但是不能满足人的欲望。"也就是说，人的需求极其简单，但人的欲壑难填。欲望，因其阴鸷的本性，会把我们拽入深渊。其实，古人最吸引我的就是他们那种知足的悠游，九万里悟道终归诗酒田园，有块地、有个娃、有饭吃，生活安稳，家庭和睦，就可以了。我们现在呢，追求的是要有无数块地、无数个女人、无数个娃，关键是永不知足。你看有的贪官简直是可怜死了，贪了那么多钱，还得虚伪地活着，每天装穷人，骑自行车上下班。贪，是罪恶；虚伪，更是罪恶。而远古的《诗经》里有一篇《汾沮洳》，里面专门描写了一个男人，就是自在、从容、灿烂。诗里面反复说，跟公家人相比，你看他多漂亮；跟公家人相比，你看他多潇洒；跟公家人相比，你看他多从容，什么叫公家人？公家人就是公务员，全世界的公务员都差不多，就像契诃夫写的《装在套子里的人》，主人公刻板、自私、越来越不开放自己、头脑僵化。所以大家一定要记住，趁年轻的时候，能自己多变几次就多变几次，要像花蝴蝶那样绚丽一回。等老了，没精力变了，也害怕变了，该死就死吧，至少没什么后悔的，就好。

"不知持满"这句还是说"不知足"。"不时御神"是指：不能按时驾驭自己的神明。人生在世，身体与神明的协调最难得。所谓自己和自己待在一起，就是指身体与神明的协调。协调了，人就自在，就从容；不协调，人就惶惶不可终日，就得病。

接下来这句"务快其心，逆于生乐，起居无节，故半百而衰也"，是这一小段的结句。

我们现代人追求的是什么？就是心里当下痛快就行了，就叫作"务快其心"。生命是一条长长的线，而不是一段一段的。我们现在只求一段一段的快乐，不知何为终极的快乐。最终的快乐一定是一种稳定的快乐，也就是"法喜悠然"。所谓"法喜"，就是不再"心随境转"。所谓心随境转，就是看见下雨了，心就悲伤；天晴了，心就喜悦。而是要"境随心转"，无论看见什么，都保持内心的稳定，温度是恒定的，色彩是协调的，心境是澄净的……

所谓"逆于生乐"，就是我们现在所做的一切都是违背生命的原始准则的，比如"食饮无节、起居无常"等，所以一定会"半百而衰"。

总之，"法于阴阳，和于术数"，是《黄帝内经》一书的纲领，通篇都在讲这八个字。也就是——人生，既要符合天道，又得有具体方法；既要有天地阴阳的丰富多彩，又要有落地的平凡的生活。然后，你才能得到气血的柔和、身心的平静，以及时时刻刻的吉祥。

三

——

何谓『朴』

夫上古圣人之教下也，皆谓之虚邪贼风，避之有时，恬淡虚无，真气从之，精神内守，病安从来。是以志闲而少欲，心安而不惧，形劳而不倦，气从以顺，各从其欲，皆得所愿。故美其食，任其服，乐其俗，高下不相慕，其民故曰朴。

是以嗜欲不能劳其目，淫邪不能惑其心，愚智贤不肖不惧于物，故合于道。所以能年皆度百岁而动作不衰者，以其德全不危也。

夫上古圣人之教下也，皆谓之虚邪贼风，避之有时，恬淡虚无，真气从之，精神内守，病安从来。

这一段，正确的断句应该是："夫上古圣人之教下也，皆谓之：虚邪贼风，避之有时。恬淡虚无，真气从之，精神内守，病安从来。"

《黄帝内经》也像诗一样，四字四字，有韵律的。大家可以把"恬淡虚无，真气从之，精神内守，病安从来"这16字真言写下来、背下来。这句话是说：能做到"恬淡虚无，真气从之，精神内守"，人，就没有病。

　　我给大家讲一个笑话，中医热刚开始的时候，记者们一采访老中医，老中医都背这句话，弄得记者们都惊呼老中医太有学问啦，个个出口成章！所以你们也要背下来，背下来你就是老中医啦。其实，凡是学过《黄帝内经》的，这16个字没有不会背的。这16个字是非常重要的，你要想没病，就要守这个"道"。

　　先说"虚邪贼风"。北京人特别爱说"贼风"，通常指你睡下之后，从窗户缝或门缝透过来伤了人的风。如果窗户和门大敞，那风好像还不伤人。但这句给"贼风"加了个前缀："虚邪"，这就有意思了，你若不虚，邪气就伤不了你，你若身体虚，则可以处处见邪气。我原先认识一位妇女，曾跟我说过她在医院碰到的邪性事儿，有一次，她累了，就随便靠着医院过道里的一张床休息，没想到那床上还躺着一个刚刚去世的人。她发现后就惊慌失措地奔向一个厕所，刚推开一个门，就又有一个人栽倒在她怀里，并且在她怀里咽了气……从那以后，她就得了稀奇古怪的病，她认定自己是招了邪气了。其实，邪气就如同苍蝇，专盯有蛆的蛋。

　　"虚邪贼风，避之有时"，"避之有时"是什么意思呢？中国文化里头总在讲时间的概念，这个时间里面，又暗含着空间。要理解时间和空间的关系，我们就要看另一篇文字《灵枢·九宫八风篇》。

　　《黄帝内经》实际上分《素问》和《灵枢》两本书。其实，做学问，最稳妥的方法，就是要学会"以经解经"，就是你不能凭借自己的想当然在那儿胡乱解释，而是要学会用经典解释经典。《素问》这段看不懂了，要么往后翻，要么去《灵枢》里找答案。比如这句"避之有时"，你如果草草一翻译：要按时避开贼风，也可以，但若碰到较真的，问你，按什么时呢？避什么风呢？你也许就陷入了窘境。所以，我们学经典，学的就是究竟，若想弄懂这句，就要去翻翻《灵枢》。《灵枢·九宫八风篇》里面，什么时间刮什么风，哪些风对人的伤害最大，写得清清楚楚。

中国文化里，有一张图很重要，就是九宫图。其实，把脉要想达到一种境界，靠的也是这张图。

（立夏）	（夏至）	（立秋）
巽四	离九	坤二
震三	中五	兑七
艮八	坎一	乾六
（立春）	（冬至）	（立冬）

（春分）　　　　　　　　　　　　（秋分）

先说九宫格的方位：上面是南方，下面是北方，左边是东方，右边是西方，东西南北是四正，还有四隅：东南、西南、东北、西北。对应的时间：正南，夏至；正北，冬至；正东，春分；正西，秋分。

对应的风：大家一定要记住。正南，大弱风；正北，大刚风；正东，婴儿风；正西，金刚风。西北风，叫"折风"，是摧杀之气更大的风。我们从命名就可以知道，南方叫"大弱风"，对人影响不大；北方、西方都叫"刚风"，所以北风、西风对人的伤害就比较大。不要小瞧这个"刚"字，带立刀的，立刀就是杀气啊。中国汉字，部首很重要，没有杀气都挣不来钱。比如创维，"创"字就带立刀。叫"东方"就没戏，叫"新东方"就有戏，为什么呢？新东方里的"新"字，是"斤"部，"斤"是斧子，是最早的武器，也有杀气呀。但是如果姓名里带太多立刀的话，杀伐气就有些重了，如果自身很弱，就容易自伤，看来，什么都究根的话，才能"避之有时"。

九宫八风图，也经常应用于风水。整个房子，是一个九宫，其中，每间屋子又含有九宫，因此每个屋子都有风水的问题，任何一个小小的空间，都有九宫，都有东西南北，都有"虚邪贼风"。

何为"贼"呢？"贼"，是在你看不见的情况下，偷偷摸摸把你的东西、把你的生命拿走的，就是"贼"。比如"盗汗"，盗汗是所有汗里面最可怕的，为什么？因为"盗汗"像贼一样，攫取了你的心血，盗汗久了，生命就会出大问题。

首先，汗为心液，即汗为心血所化。天热出汗，属于自救；运动出汗，也属于自救，是血气宣泄到体表，毛孔已宣开，内外交通，则里面不憋、外面舒畅的象。否则，里面热血一沸腾，皮毛又不能宣泄，人就难受死了。其次，肺主皮毛，肺又为相傅之官，心君沸腾，宰相自然宣皮毛以救之。如果你坐在这儿没事就冒汗，这叫自汗，属于阳虚收敛不住的象。但到了夜里，人的整个生命系统都应该静下来了，这时候你还在出汗，就要出大问题了。就不只是阳虚，而是阴阳俱虚了，长此以往，不只是心，五脏都会出问题。

现在很多人动不动就说锻炼要出大汗，好减肥，其实这样很危险。经常会发生青壮年从健身房出来就猝死的事情，这么说吧，凡是心脏有病的人，越年轻越容易出现猝死，越老越不容易死，为什么呢？因为年轻人，心脏有劲，锻炼出大汗，马上洗澡又会出大汗，如此，绷紧有力的心脏一出问题就是大问题。而老年人哪儿哪儿都是疲疲沓沓的，发起病来，也不会太严重。所以越是壮年，越要小心。

现在很多男人，经常头上到脖颈一圈汗多，中医叫作"齐颈而还"，这是阳虚。还有种人每到吃饭喝酒必有汗，古人说这种人命主潦倒。还有更年期出汗也是虚汗，加上前胸后背一阵阵潮热，属于肝肾精血虚亏、收摄不住的象。天底下只有一个汗是没有大问题的，就是小孩刚睡下时出的汗。

小孩身体小，运化快，如果半夜11点前出的汗，11点以后阳气开始生发，阳气生发就可以收住汗，所以小孩11点以后慢慢汗就止住了。如果你把这个道理懂了以后，小孩发烧的问题，你也能明白一二，比如你给他11点前吃了退烧类的药，逢病邪正在消退时，半夜11点后会慢慢退烧；若逢病邪正旺时，此时孩子可能又开始高烧，这是小孩子的身体想借阳气生发之时驱邪外出，可大人因为不懂医理，又盲目心疼孩子，就急于此时上退烧药，这样就把祛病的气机给憋回去了，可能会落下动不动就发烧的毛病，因为人体总要驱邪外出，所以小孩身体一好，就又开始发热以驱邪。

以上就是谈病邪与时间的关系。不同的地方有不同的风，不同的时间有不同的风，人要知道该怎么去躲避它们，这就叫"避之有时"。人不仅要知道时间，还得懂方位，中国文化一个重要的因素就是时间和方位是统一在一起的，怎么统一？就是你要通过领悟九宫，来领悟这个统一。

君子不立危墙之下。对外，你要知道先躲避什么，要先学会自保，因为生命的第一要素就是自保。

对内，《黄帝内经》的观点是："恬淡虚无，真气从之。"轻描淡写八个字，真能做到的没几人。什么叫"恬"？就是"内无所营"，什么意思呢？"营"翻译过来就是"求"。"内无所营"就是内无所求，就是内心没有太多的需求。我们的焦苦、劳、累都是因为我们过度的需求导致的，说句实在话，所有疾病的根源挖到最深处，无非三个字——贪、嗔、痴。

我有一个做事原则，做任何事之前，我首先要问在这件事上我有没有贪心，只要在这件事上有贪心，人就会遭遇磨难。所以下一个问题就是，我有没有能力去驾驭或忍受这场灾难，如果没有能力，索性一开始就不做这件事。你记住，只要有贪心必有灾，很多人第一不问自己的贪心，总觉得这是我该得的，千万不要那么想，天底下没有什么是你该得的。

恬，是"内无所营"，淡，是"外无所逐"，就是对外界的事物要有淡然的心，就没有什么可以迷惑你。说白了就是，只有恬淡虚无了，才能"真气从之"。这第一篇净是名言啊，前面讲了"法于阴阳，和于术数，食饮有节，起居有常"，你要想活得好，就守这 16 个字。要想活明白，就遵从"恬淡虚无，真气从之，精神内守，病安从来"这 16 个字。

"真气从之"的真气，又叫阳气。什么才能让人安定？真阳之气足，人才定得住。你看现在外面的男人端个酒杯手都抖，都抖成这样了，还有什么好喝的？这个"抖"，就是精不足，"精"是指人身体阴的一面，能固摄阴的就是阳，阳不足，则万般固摄不住。

有一个女老师非常可爱，她有严重洁癖，每次讲课，课间都要换一身衣服。她最不能接受的一件事，就是上课时有男生抖腿。其实这个女老师已经是更年期了，她靠自律控制着自己，但无法控制自己烦乱的心，一看见有男生抖腿，她就收不住火，大吼着让抖腿的男生滚出去。男人抖腿，其实是特别不好的表现。我们过去有一句俗语叫"男抖穷，女抖贱"。女人宁可不嫁也不能嫁给抖腿的男人，首先，他的神儿收不住，心神不宁怎能养家？！其次，他身体差，精不足，阴阳肝肾俱不足。其实这种病很好治，包括小孩的多动症，都是一样的病。学中医的好处就是你只要一看他的表现，就基本上能给他归类，只要是"抖"，甭管身体哪儿抖，其实都是肝病。为什么男抖穷？男子抖腿，就是精不足，则脑力不够，脑力不够，他想问题就想不清楚，想不清楚他的事业就难以成功，事业不成功他就穷，就这么个逻辑。

同时，男人走路要特别有劲，女人若是走路也咚咚的，也是阳气足。比如有个人从来进出都听不到他的脚步声，我婆婆就笑着说这是个贱命啊。不要以为光学中医医理就可以了，民间的老话也是人生经验，也要学。中医，最关键的还是要识人辨性。学中医是三分在专业，七分在杂学，如果你没有杂学的底子，还是学不成。你要是会看京剧，就会发现里面不仅人物是脸谱化的，动作也是脸谱化的。丫鬟的走路方法就是脚后跟绝不沾地，走路飞快，小姐的步态就要舒缓曼妙。所以贵贱在艺术上可以通过脚后跟沾不沾地来表现。有人说我从现在开始练使劲走路行不？这是本性问题，强行纠正，人会摔得更狠。所以说句实在话，越是不同专业来学中医的人，学习起来就快，特别是学中文的、学艺术的、学物理学的、学哲学的，学起中医来进度飞快，因为杂学底子好。反而越是专业学医的，可能越学不出来，因为他的脑袋已经被固化了。

关于富贵、贫贱，大家不要以"钱"论，而是要以"命"论。有些人特有钱，但还是整天担心没钱，就是"贱命"；有些人没什么钱，却活得悠然，也挺贵气的。比如李白就没什么钱，但天天有人愿意出钱养他，宰相的女儿都想嫁他，这就叫贵气。

所以"真气从之"，也指"气定神闲"，气定神闲，不是装出来的，气定神闲一定是精气神皆足，里面足，外面才能从容；里面不足，外面从容不起来，装也就是装一会儿，过一会儿就烦躁了，邪气憋在五脏就"烦"。烦，从火从页，页，指头部，所以，烦，是心病。憋在四肢就"躁"，躁，从"足"，指四肢躁动。

但是还有一种"气定神闲"需要我们会辨识。我大学有一个同学，从来特别沉得住气，我这个人是比较冲动的，所以看到这种特沉得住气的人我就特佩服，我们有任何激动人心的讨论，她都不吱声。我觉得她好深沉，让人摸不到底啊！可有一天，我突然想明白了，于是我问她，其实你不是沉得住气，而是脑子慢，我们说的你都没反应过来，是不是？她说是啊，你们说的，我得想好几天才能想明白……白让我崇拜了那么久！但这种人虽然反应慢，可是，精还是足的，只是她阳气的活跃度不够，属于精足，神不足。我们毕业30多年了，唯一失联的也是这位。有意思。

下面讲"精神内守，病安从来"。中医只要讲到"精神"这两个字，一定是两个概念。古文就是这样，比如说"恬淡"现在是一个词，但在古文里，一个字就是一个词。比如"恬"就是"内无所营"，"淡"就是"外无所求"。精神内守，精是精，神是神，什么是精？精，如果按阴阳论，"精"是阴，"神"是阳。如果再继续分，"精"是血，"神"是气。"精"，是有形的，"神"是无形的，但这两个东西都要内守，都不可以外泄。我刚才说了精不足则抖，手会抖；气不足，这个"抖"就收不住，就是持续抖。

中医讲，"气为血之帅"，拿宝玉作比喻吧，《红楼梦》开篇就写贾宝玉初试云雨，先是在秦可卿的房里看到了对联和一系列跟女人、跟性相关的东西，比如，案上设着武则天当日镜室中设的宝镜，一边摆着飞燕立着舞过的金盘，盘内盛着安禄山掷过伤了太真乳的木瓜。上面设着寿昌公主于含章殿下卧的榻，悬的是同昌公主制的联珠帐。秦可卿又亲自展开了西子浣过的纱衾，移了红娘抱过的鸳枕。这一切，不能不让宝玉"气"动了，然后做梦，梦醒时，精，也动了。男孩子早熟，属于气动了，精动了；男孩晚熟，就是精特别足，阳气也特别能收得住。我认为男孩要晚熟一点，而女孩要早熟。因为女孩如果不早熟，就不能自保。女孩如果特别大了还不懂人事，来月经了也不懂，还以为自己受伤了，这样的孩子在未来生活中会有很多问题。而男孩晚熟一些，则也是一种自我保护。

▶ 男孩尽量晚熟一点，而女孩要早熟。

精与神，都需内守，精无妄伤，神无妄动，那么，什么是"妄"呢？

"妄"由"亡""女"两字构成。亡，是迷失、走失。比如说"死亡"，死，从"歹"部，指剔掉肉的骨头。另一边是个倒着写的"人"字，就是一个人倒在地上只剩骨架了，意味着"死"。死是指肉体的消亡，而"亡"指灵魂的走失、迷失。

你看我们中国人从一开始就活得明白，人有肉体，也有灵魂，不必宗教教化。我们一开始就知道灵肉不分。受到西方科学的影响，我们就开始质疑灵魂的存在，整个思维和意识体系全部重建后，我们就没法回归这种原始思维。

死亡实际上是代表肉体，一个是肉体死亡，一个是灵魂走失。

"妄"是什么呢？从甲骨文里面讲，亡、女，就是逃跑的女人，逃跑的女奴，亡就是走失了，这个女人逃亡了，就是"妄"。在远古时代，最狂妄和胆大妄为的事就是女人居然跑了，这是男权文明无法容忍的事情，你怎么敢跑？在男人的眼里只要是逃跑的女人都是属于胆大妄为，属于非法的，所以都是属于胡来，一定要被抓回来。

被抓回来的女人，又用哪个字表现呢？是"妥"，上面是手爪的"爪"，下面是"女"，即抓住了女人，为"妥"。你不是跑吗？抓住你就妥妥的了。所以你看中国社会是怎么对待女人，就是裹小脚，让你跑不了。男人可以四处游走，但女人不行。现在可好，女人一踩油门可以跑很远，男人是越来越控制不住女人了，所以这世界不"妥"了。整个的人类文明完全进入了一个新的时期，很多人怀疑未来婚姻制度会消亡，但我不如是看，反而认为，将来能保守婚姻制度的，一定是一批顶尖级优秀的人，并由这些人来传承婚姻和传承家族，养出来不是温顺，而是敦厚，能够继承家业的孩子。

你看"妥"这个字多有意思，就是抓回来，所以叫妥帖、顺遂。"妄"就不妥，就是有颗狂野的心。所以归根到底大家记住，汉字已经把很多东西说清楚了，可惜我们现在真正从这个角度认识汉字的人少之又少。我之前讲过《从字到人》，后来又在山东电视台专门录了几期《说文解字》的节目，大家可以去看看。

"妄"就是胡来，就是迷失的女人。天底下迷失的女人其实是最糟糕的，我同意逃跑的女人，我不同意迷失的女人，女人一旦迷失是挺糟糕的，但是你可以逃跑。知道中国第一个逃跑的女人是谁吗？是嫦娥。嫦娥是第一个离丈夫远去的，而且一逃就逃到月亮上，就是宁守千年之孤独，我也不跟你玩了。你们现在天天纠缠跟男人这个那个，你跟嫦娥比一比，跟人家学学，要不然，就守在家里，要不然，就像嫦娥似的跑得远远的，让男的根本就找不着，或抓不回来。

"精神内守"，就是不要胡乱地对待身体。比如你要是想养精，就得好好睡眠、好好吃饭，就是食饮有节，就是这些东西，不用求别的。"神无妄动"，别老东想西想，所以你看修炼、修为，就是让你守一个念，抱一守一，就是你脑子别太散乱。我们现在人的脑子太散乱，所以我为什么要讲经典，就是让我们守着最精粹的东西。无论哪本经典，你只要能看懂前四篇，你的精神风貌就会跟别人不一样。有人说"半部《论语》治天下"，我们不求治天下，只求治自己的心，使其具有慈悲和温柔。好好读一本经典，用经典的美好，来内守自己的心。

所以与其今天学这个，明天学那个，不如去学一本经典，它既是生命之根本，又是永恒不变之真理。所以我一直强调经典教育才是国学教育的首要，这其中还要讲究对经典的选择。比如说《百家讲坛》讲《弟子规》，这就有问题，因为《弟子规》不仅算不上经典，只是蒙学，而且有点奴才教育。让孩子读《弟子规》，我特别反对，但是我又不方便说什么。我不会跟幼儿园老师讲，说他讲《弟子规》是不对的，因为他不见得懂，但是我会建议他可以教一些美学的东西给孩子，比如说《诗经》，比如说《千字文》，这些是可以给小孩读的。而唯独《弟子规》《三字经》之类，我不同意给孩子读。读经，选哪一本经典是要看格局的。

"天对地，雨对风，大陆对长空"，让孩子背一背这些，胸怀顿起。《弟子规》开头怎么说？"父母呼，应勿缓"，从小让孩子焦虑，孩子玩游戏时注意力特别集中。孩子习惯了应付式的答应，而且只是口头答应了，不是内心答应，就不好了，繁体的"應"字底下可是有心的。古代人回答时用"诺",现在人答应,总是说"知道了"。这"道"那么容易知吗?从他的态度你就知道他什么都不知道,他根本就没放在心里。你看这个"诺",是有表情的,要低下头,这就是认真。你看说"知道了",多傲慢、多轻浮。

"精神内守,病安从来",安是"哪里"的意思,病从哪里来呢?其实大家做到恬淡虚无、真气从之、精神内守这三条,病就无处可来。人之所以有病,就是因为你内不恬、外不淡,真气又不从之,精神又不内守,全是否定状态,人最后就得病。因为只要人脑子一乱,身体就乱,情绪乱了,五脏就乱,乱了,就得病,就这么简单。所以你看全世界所有的宗教、所有的医学,最后都归于两个字:修心。信奉《黄帝内经》,最后的结论也是修心,这个修心比宗教讲得还具体,修心的前提是修气血足,修气脉的宁静。所以我认为《黄帝内经》是所有经典的基础,因为它把生命里最底下的那个层面给你讲出来了,是至精微而致广大,所以最高的层面它也有,这就是《黄帝内经》,低到身体气血,高到灵魂。

在身体层面,比如有的人,脸动不动就冒红,这就是精不足,且阳气震慑不住阴精。但孩子的害羞脸红和激动脸红则是另一回事,他的心灵是如此敏感,他的语言尚且不能表达出他所感知的一切,但他肌肤纯净、气血活跃,此刻的脸红就是他心灵的语言……

是以志闲而少欲

《黄帝内经》，是段段重要、句句真言啊。这里的"闲"字怎么讲？这个字在古代又是"间"，古代有一副对联，叫"闲看门中月，思耕心上田"，就是打字谜，打两个字，一是"间"，二是"思"。这个"闲"字实际上是古代的"閒"字，后来分作"间"和"闲"。"间"就是缝隙，就是门缝中透过的月光。间者，隙也。我们经常用的一个词叫"离间"，就是把人与人之间的缝隙给拉大，就是挑拨离间。写成"闲"的时候，有无关紧要之意。

关于"志闲而少欲"，先前说了，《黄帝内经》不是宗教，所以欲望都从气血论，少欲，则不伤气血。我觉得这是《黄帝内经》最理性的一方面，因为一旦涉及欲望就会出现一个特别大的问题——西方文明认为欲望是推动历史前进的主要动力，欲望是非常重要的。而中国文化深知欲望对人体和世界的戕害，所以道教、佛教和中医对欲望的话题都有独到的见解。

我们中国人有一个绝顶的自傲就是中国有四大发明，可是别人说了，你四大发明出来之后，为什么没有走向科技文明？西方人常疑惑中国为什么不用火药和指南针去开发枪炮和战舰呢？其实，这是中国文化的一个特性，就是任何发明一定要看它对人有用没用，有害无害。作为人，一定要有所为，有所不为。"为"和"不为"的核心点在于对人是否有益。比如说，发明了枪炮，对人有益吗？无益。无益，中国人就不往这条路上走。

"志闲而少欲"，多思多欲，会怎么样呢？就说鼻炎吧，为什么很多年轻人会得鼻炎，鼻子不通气，不能畅快呼吸，头疼。最主要的原因就是我们周围的气息是压抑的、不自由的，那时我们在父母的掌控下，他们约束着我们自由的想象。比如我年轻的时候，就是一个重症的鼻炎患者，我一上大学，一逃离父母的管束，这个毛病就顿然若失，不需要药物治疗。因为鼻子上通于脑，脑部的压力会导致鼻炎，就这么简单，什么能治病？有时候，逃跑能治病。如果现在你一看你老公就发愁就郁闷，那你就离开他好了，因为他是你的病根。爱情诚可贵，自由价更高。人生活在世上就是要自由，就是不要被别人控制，能自由地呼吸，何患之有？！

心安而不惧，形劳而不倦，气从以顺，各从其欲，皆得所愿。

"惧"字，去掉竖心的"具"实际上是猫头鹰那种瞪大眼睛的惊恐状。神明都从眼走，如果人心安定，肾气充足，自然可以闭目养神。

"形劳而不倦"，是说身体劳作时要保持心境的安宁。还是举个例子吧，家庭主妇为什么都有怨气？因为世界上跟灰尘作战是最徒劳的事。当然了，窗明几净是件舒服的事，但死活跟灰尘较劲就难免会有怨气了。其实，细菌、灰尘比我们人类要长久得多，它们是人类的朋友，而不是人类的敌人，它们比我们顽强，比我们古老，比我们变异快。我们最好用一种好心态，和它们和平共处。

这种和平共处的观点，也是中医对待疾病的态度。不要小瞧我写的这些文字，它会让你的内心越来越踏实，就像好多人反映说听我讲的《诗经》后心境越来越美。而西医呢，未来只要出现两件事，就有可能崩盘。第一，是抗生素失效，凡经历过"非典"的人都知道抗生素失效的可怕。第二，是全世界大停电，检查、手术都做不了了。你说不可能，这世界上哪有什么不可能。有人说我们现在都进步了，永远再回不到"一战""二战"那种黑暗了，其实那时也是人类科技的巅峰时刻啊，但愚昧依旧随时把我们打回到原始状态。因为人心随时可以回到愚钝、愚昧当中。古语说："人心惟危，道心惟微。"事情只有到了危险临近时，人才会惊醒、恐慌、害怕。此时，事，必有不可救；命，也有不可拯。而圣人的心，看蛛丝马迹，看曲水微澜，看云卷云舒之无常，故，不立危墙，不惹尘埃烦扰，悠然常在。"惟精惟一，允执厥中。"人心在于适可而止，道心却是中庸常在。所以说修行，首先是要有一颗警惕的、安稳的心。

人呢，不怕形劳，就怕心倦。在阳光下伺候花草，人的心不会倦，因为那些生命可以滋补你。愉快，心就不倦。心不倦，气就顺，这就是"气从以顺"。顺，是我们中国人最喜欢的生活状态。"顺"字有"页"部，指的是头。所以"顺"，首先要头脑清楚，精神愉悦，怎么才能愉悦呢？关键在于下面两句："各从其欲，皆得所愿。"各从其什么欲，各得什么愿？圣人怕你不懂，就在下面特地举了例子："故美其食，任其服，乐其俗，高下不相慕，其民故曰朴。"这句话《道德经》里也有，可见其非常经典。

故美其食，任其服，乐其俗，高下不相慕，其民故曰朴。

上一节讲到"各从其欲，皆得所愿"，要想人人从其欲念，又能各得其愿望，就是要什么有什么，这事可是天下第一难。但要解决这第一难，就得"故美其食，任其服，乐其俗，高下不相慕"。这是什么意思呢？

先讲"美其食"，从语法上来讲这句可以翻译成"以其食为美"，但这里不单是讲人，更是讲身体的本能、本性。人做不到的，身体的五脏六腑却能做到。

比如，心是以何食为美？血啊。肺以何食为美？气啊。小肠以何食为美？液啊。大肠以何食为美？大便啊。人各有所欲，各得所愿的前提就是自己只得自己的食物，不能乱来，生命器官亦如是。从五脏六腑来讲，心以血为食，心主血脉。所以你给心吃别的，你说心啊心，我太爱你了，我要把天下的好东西都给你！就像我们对孩子那样，孩子我太爱你了，我一定给你吃最好的。其实，你所谓给它最好的，是你自己以为最好的东西，但不见得是对它合适的。再比如你去看病人，送蛋白粉，你以为病人就该吃这个，可虚弱的病人一吃那个高蛋白就加速了死亡，因为那不是他的食物。病重的人一定是喝稀薄的米粥才养身。大家都觉得虫草值钱，其实病人吃了也不顶大用，结果那些东西全是轮回送，你送给我了，我送给他了，就是一盒虫草送天下。"美其食"，就是心以血为美，肺以气为美，肠以粪便为美。肠子哪天非得说我也不以粪为食了，我也要吃血，这点妄念就有可能成了肠癌。

"任其服"，就是只穿自己适合的衣服，在什么位置上穿什么衣服，这事太重要了。就身体而言，心君主之官，就是赤色，穿红色衣服。肺，穿白色的衣服。肝是青色，脾是黄色，肾是黑色，这就叫"任其服"，穿错了不行。心是红色的，一旦白了，就是缺血了，就是死；一旦青了，就是寒凝；一旦黑了，就是肾水上犯。总而言之，只要不守自己的颜色，就是死路一条。

古代官服分得更清楚，皇帝身上绣多少条龙？九条龙。他弟弟亲王的官服就得绣蟒，他那上面就不能是龙。龙和蟒的爪子也不一样，皇帝身上龙的爪子一定是五个爪，亲王是四个爪，穿错了就得杀头，灭九族。你看"任其服"这事弄错了，会掉脑袋的。就是你在什么位置上穿什么衣服，乞丐非得穿一件西装，这不是不合适吗？而且衣服颜色也要搭配，中国是有色彩学的。中国的时尚学，大道至简，无非是五行生克。今年若流行绿色，明年便极有可能流行红色，或黄色，从绿色到红色是木生火，从绿色到黄色是木克土。

"乐其俗"，俗，就是风俗，乐其俗，就是专注地做自己应该做的事情。从肉身言：心的风俗就是"散"，就是热情，全给出去，就是君王，就是光芒万丈，就是太阳普照大地。太阳的神力是无边的，它最大的功德是"照"，无分别心地照耀万物，它不会因为你善就多照你一点，也不会因为你恶就不照你，这就是太阳的宽容度和无限的爱。在太阳的眼里，没有所谓的好人坏人，因为在时间的长河里，好和坏并不重要，在时间的长河里，谁都不重要，只有随性地、向善地活着，对自己才重要。

▶ 内心有无比的自由，也要有无比的自律。

人生在世，要有点宇宙观，不能只有世界观，只有世界观你还是世界上的人，在宇宙观里你就是神。但是人间的规矩我们还得懂，还得守，内心有无比的自由，也要有无比的自律，人才得自在。所谓"乐其俗"，就是按照本性去活着。比如心的风俗，就是不分善恶。你不要以为心分善恶，不分，有什么好分的？善恶都不是终极的东西，善恶的中心无非就是自私。人不是一个好动物，也不是一个坏动物，人只是自私的动物。善是利他，恶是自保。如果人性里只有善，人类就无法利用万物以自救，这个不能吃，那个不能碰，人类就早早灭亡了。如果恶的本性在危急之关头不能发挥自保功能，人也会万劫不复。所以，我们要训练人性的完整，才不会任人宰割。

"乐其俗"，心的风俗就是普照万物、统摄万物。小肠就是负责分清泌浊，也就是说分辨善恶这件事归小肠管，不归心管。大肠的风俗是什么？收了坏东西也把它细细地研磨，并拉出去，这就是风俗。如果它收了坏东西，而又不排出去，它就叫"不乐其俗"，身体就会生病。大肠是一点好东西都不要，但凡有点好东西，它都要把这些津送回给小肠，只会把坏的东西自己留下。你看大肠多了不起，谁能像大肠那么无私？所以人体的"大善人"是谁？是大肠，它可是你身体的大功臣、大善人啊。肝的风俗就是藏血、造血。脾的风俗就是运化，它一懒，全身都懒，五脏六腑各个都专注于自己的事情，不僭越、不乱来，就是"乐其俗"。

"高下不相慕"，就是各守其职，别追求、别羡慕别人做的事，别自己是苹果，偏要变成梨。说得更白一点，谁在身体里为高？心肺最高。谁在低处？大肠为低。"高下不相慕"这个事太难了，上不见得慕下，但是下一定是羡慕上的。为什么说身体最牛？身体就是本性，为什么一定要学《黄帝内经》？为什么我说六个经典都得读，但《黄帝内经》是根本？什么是本性？身体就是本性，而且身体这个本性不乱来，"高下不相慕"。人间所有的错误都在于：以他人之食为美，总想穿更高级的官服，以他人之俗为乐。于是，人性就乱了，人性大多数都在反本性，而只有生命是尊崇本性的，比如心脏不羡慕大肠，大肠也不羡慕心肺，各受各的累，各享各的福。

等我们讲到《灵兰秘典论》那一篇的时候，我们就会知道，五脏相当于中央政府。只管统筹，它收下租税，然后负责分配。那一篇着实有趣，把身体弄明白了，连政治都懂了，身体弄不明白，政治就不懂，天天在底下想着上面，有欲望，就有僭越。

"高下不相慕"的"慕"字用得好，高下相慕，实际上都是暗中较劲，摆不到台面上的。凡暗中较劲的，伤害就大。这个"慕"字，最下面也是个"心"字，心有三个写法："忄""心"，还有"慕""恭"下的这个心。这三个都是心，摆在不同的地方意思就有差异，凡是"忄"都是发出去的，都是表现出来的，比如"情"；凡是"心"都是沉底的，比如"思""愁"等。而"慕""恭"的那种是心上加一份小心。"慕"上是莫，就是黑暗和沉默，就是深沉。

后面一句话说"其民故曰朴"，这句是对"故美其食，任其服，乐其俗，高下不相慕"的总结。朴实，是天性的本真，要想理解什么是朴实，就用前面这几个条件印证一下。第一个是美其食，给你端上什么饭你都高兴，就朴实；给你穿什么衣服你都高兴，不用自己操心了，多好。然后乐其俗，无论干什么都高高兴兴地去做，不惜力、不抱怨，就是朴实。

比如好多人都夸我性格好，其实不过是随遇而安。有些老师太讲究，台上的背景跟他的衣服不配，他不上台；话筒不对，他不上台。我呢，你台上什么布景我不太看，上去就高高兴兴地讲课，高高兴兴完成任务，跟谁都不较劲儿。

"朴"是生命的本真，"实"就是让本真落地。不朴实就是增添生命的复杂性，就是较劲，谁较劲谁难受。脏腑顺应本性，就各有其乐。心以疏布为乐，所以到目前为止，只有心不生癌，因为它的本性就是散，而癌的本性是凝聚。肝以生发为乐，知道肝的生发力有多强吗？肝被切掉一部分的话，还会自己长出来。肺以肃降为乐，肺气沉不下去就会得病。脾以运化为乐，肾以收藏为乐，肾有点傻，见东西就藏，但再好的东西你也得吸收，吸收不了就得病，所以脾土克肾水，能消化吸收，肾才有"精"可藏。有一种人呢，就像肾，这是我的，那是我的，吃着碗里看着锅里的，这种傻，要是没人约束，就会出问题。

是以嗜欲不能劳其目，淫邪不能惑其心，愚、智、贤不肖，不惧于物，故合于道。所以能年皆度百岁而动作不衰者，以其德全不危也。

"是以嗜欲不能劳其目"——你们看现在什么劳其目？手机、电视劳其目，所以，保护眼睛，不劳眼神，对身体就是最好的保护。闭眼和睡觉都是大补。

"淫邪不能惑其心"——淫邪并不专指色心，对万事万物没有正念、正行，皆属于淫邪，都会对心灵造成伤害。而色心不已，久而久之，不仅惑乱了本心，还耗精。

"愚、智、贤、不肖，不惧于物，故合于道"——愚是蠢笨；智是聪慧；贤是贤明；不肖是不像，即不像祖辈那样贤德的人。这里既是对人的分类，又是用人的特质来描述脏腑特性，比如，愚就像肾，因其笨，因其傻，故不妄动；智就像心，随时随地都在变化；贤就像脾，任劳任怨；不肖就像肝，威猛好战。虽然它们有不同的特点，但都依照自己的本性劳作，不为外界迷惑，因此能够不惧于外物，都符合其道行，"所以能年皆度百岁而动作不衰者，以其德全不危也"。所以它们都能按自己的规律走到生命的尽头，并且动作不衰，之所以能够如此，是因为它们都按其天真本性作为，这就叫"德全"。德全者，则没有什么危险。

"德全不危"的"德"字古文写作"悳"，直心为德，后来又加了个"彳"字旁，代表行动，因此直心加上正确的行动就叫"德"。没有我们现在说得那么复杂，跟道德约束没关系，凭心去做事就行了。人将死时，没什么后悔的事，该享受的也都享受了，也没害过人，没有对不起谁，就是踏实和宁静。

别忘了此篇叫"上古天真论"，五脏六腑是肉身之上古，守"天真"之道，就是安稳生命的法则。现代医学的最大问题就是对"上古天真"的过度干预，改变基因、干预细胞等，如此，也许会破坏上古的混沌之德，让生命处于危险当中……

就社会上的人而言，愚，虽傻，但愚人也有愚人的好处，比如古代有愚公，因其坚持的本性，而能移山。

智呢，是指聪明人，但聪明不等于智慧。聪明，会使人更纠结；智慧，是让人不纠结。聪明人有一个最大的特点就是多思、多变，容易游移、不坚定。所有的老师都喜欢聪明娃，对学生的用心比对自己的孩子多得多，可太聪明的，容易浮躁，所以脑瓜太灵的孩子往往靠不住。再说了，现在世上就不缺聪明人，也不缺会念书的人，到处都是博士、硕士，可成功的人一定是意志力坚定的人。人生最终的成败在于格局，而真与聪不聪明无关。现在的年轻人太过聪明了，反而容易耽误自己。还是那种温柔敦厚、肯吃苦、懂得感恩的孩子靠谱，但现在的人都不敢教育孩子"厚道"，总怕将来吃了亏。其实这种人就是一个算计心理，但目光有些短浅，从长远看，温柔敦厚之家，才能百毒不侵，才能走得稳当而长远。这就可以叫作"得道者多助，失道者寡助"。所以我现在宁愿教一个愚笨一点的孩子，学传统文化的人要有沉着的气质，如此才能精进。

贤者是聪明但能守朴实之道的人。

不肖，指威猛好战的人。

总之，智、贤、不肖，都要有"愚"在那儿做底子才好，所以，"愚"反而排到了第一，否则就飘忽不定，很难成功。

《道德经》第三章也说："不尚贤，使民不争；不贵难得之货，使民不为盗；不见可欲，使民心不乱。是以圣人之治，虚其心，实其腹，弱其志，强其骨，常使民无知无欲。"

老子的话是对"君"说的。君在人为心，心无分别，则五脏无分别；心不贪难得之货，则五脏六腑也不知何为贵；心君不欲火腾腾，脏腑亦不乱。所以，美好的社会、健硕的身体，都需要削弱心的欲念，只求肚腹的满足。肾精足而又收得住，就不乱闹。如此不生淫邪欲望之心，则国泰身安。

你看，经典大多殊途同归，条条大路通罗马，最后说的都是一个意思。经典这两个字怎么写？"经"字，系部，系部就是丝线，中国古代关于丝线的概念最初源于什么呢？哪条线是最让古人震惊的线？一定是脐带！孩子一生出来，脐带还跟妈连着，所以脐带这条线，意味着生命的根本，剪断脐带之后留下的疤痕叫什么？叫神阙，就是说此处是通先天神明的通道啊。从剪断脐带就说明你的后天开始了。所以我在书里反复写过，"经"首先意味着生命的根本。繁体的"經"右边的"巠"代表河流，所以"经"的第二个意义是源头。我们老说经线和纬线，大家知道两者的区别吗？就好比织布，经线，就是拉过来永恒不动的那条线，而纬线，就是反复变化的那些线，所以"经"的第三个含义是永恒不变。

"典"是什么？上面是册子、竹简，底下是两只手，所以经典的"典"是两只手要认真地捧着读的东西。我们现在看书就是翻，有谁捧着看？

读经典的好处，就是能培养我们有一颗宁静美好的心。每天晚上，好好地、安静地读两个小时书，会把我们从世俗的喧嚣里拉出来，会让我们游走在一个更大的、更美好的意境里。我常说，一个人活得是否充实，成功不成功，全看你晚上八点到十点这两个小时在干什么。白天谁都有工作，闲人没几个，晚上你怎么利用？比如八点十点你看电视剧，你这一辈子就是看电视剧，你就别想成功不成功的话题。这两个小时如果你在看书特别是在看经典或者是一本特别棒的小说，或者你在跟妻子、孩子游戏交流，你就是充实的，你就是在为你的未来充电。在这个时间段，如果总是在喝酒、应酬，那就完蛋了。如果说非得应酬不可，八点一定要结束。如果你没有这种拒绝的能力，你就没有成熟，在生活中有了主动权，才叫成熟。我们中国人很多的礼仪是牺牲自己来供给别人的快乐，干吗呀？！千万别把老天给我们的跟自己的心灵独处的时间给浪费了，也许，一天只有这几个小时是自己的，也是自己对自己好、自己提升自己的最重要的时光。终其一生，身体注定要成、住、坏、空。我们能做的，只是滋养和厚实自己的心灵，也唯有心灵，能在我们肉身毁灭后，继续在天地间长存……所以，养生，有次第，只为吃喝治病，会越来越恐慌，因为气血终将衰颓。而读经典、悟心性，是养生命，养心灵，会越来越安宁。

四

—

女

七

帝曰：人年老而无子者，材力尽邪？将天数然也？岐伯曰：女子七岁，肾气盛，齿更发长。二七而天癸至，任脉通，太冲脉盛，月事以时下，故有子。三七，肾气平均，故真牙生而长极。四七，筋骨坚，发长极，身体盛壮。五七，阳明脉衰，面始焦，发始堕。六七，三阳脉衰于上，面皆焦，发白。七七，任脉虚，太冲脉衰少，天癸竭，地道不通，故形坏而无子也。

今天我们讲第一篇的第四小节（女七）。

帝曰：人年老而无子者，材力尽邪？将天数然也？

首先是黄帝发问，这句是说：人年老而不能生育了，是生命材力匮乏了呢，还是天数如此？岐伯的回答很显然是个天数问题。于是便出现了"女七""男八"，即生命跟天数有关，女子的天数规律是每七年一次变化，男子的天数规律是每八年一次变化。这种规律其实是阴和阳的规律，大家别一见男女字样就往男女上想，学中医的首要是学习中医的思维方式，脑子一定要活泛，见男女字样先要考虑阴阳，才算渐渐上道。

先说七八，从阴阳方面讲，七八为少阳少阴，为阴阳之气初生，

充满活力；六九为老阳老阴，为老成转折，故生命之道用七八而不用六九。为什么女配七，男用八呢？这又得论阴阳和合，女为阴，用阳数七；男为阳，用阴数八。明代医家张景岳解释说："七为少阳之数，女本阴体而得阳数者，阴中有阳也。""八为少阴之数，男本阳体而得阴数者，阳中有阴也。"也就是说，阴得阳助，则长；阳得阴助，则生。在《黄帝内经》第五篇《阴阳应象大论》中又说："能知七损八益，则二者（阴阳）可调，不知用此，则早衰之节也。"可见"七损八益"对养生的重要性。《上古天真论》中女子以七为纪，月经按时而下，为损；男子以八为纪，精气随时充盈，为益。

下面我们解释"女七"。

岐伯曰：女子七岁，肾气盛，齿更发长。

下一节说"丈夫八岁，肾气实，发长齿更"，和这句里面的不同是什么呢？一个是肾气盛，一个是肾气实，女子是"齿更发长"，男子是"发长齿更"。"齿更发长"和"发长齿更"有什么不同吗？先说"齿"，肾气之余为齿，孩子出生时都没有牙，为什么？必须是肾

气有余力才长牙，所以孩子长不长牙，长牙快不快、多不多、早不早都是肾气的表现。跟肾气相关的，是骨头和牙齿。

最后人能留住的也是这两项，叫作骷髅。牙齿跟肾有关，头发跟肝有关。头发有一个特点，只要你不剪它就一直在长，这就是肝的生发力的表现。牙呢？会一直在长吗？不会，肾主收藏，肝主升发。把这个弄清楚了，就知道《黄帝内经》不乱写，"女子七岁，齿更发长"，即女子及阴性的特点是：收敛在前，生发在后。"丈夫八岁，发长齿更"，即男子及阳性的特点是：生发在前，收敛在后。这就是《黄帝内经》的精微大义，决不可草草读过。把这一句读懂了，可以了然男人女人一生的问题。

女性的收敛在前，生发在后，用来描写女人的一生，是一个有次第的慢慢绽放的过程，而男子的生发在前，收敛在后，是一个有次第的慢慢收紧的过程。如果形容女人这一辈子，初潮，是紧闭的生命一次隐秘的试探的绽放，25 岁左右结婚，又是一次生命带血的绽放。这次绽放的时间有点长，但痛苦和欢乐并存，25 ~ 35 岁结婚生子，这期间，如果女人能战胜所有痛苦的话，这花儿一样的生命便有了一定的稳定性。但如果没有避孕药的发明，真谈不上妇女真正的解放，她必须依旧裹紧自己以免受生育之苦。所以说最美好的绽放还在后面，50 岁以后，女性生命的另外一次机会又来临了，而且这时候有一个特别大的好处，因为 50 岁之后你不再受身体的困扰，比如说月经的问题，原先每个月都要困扰和麻烦你的问题不复存在，那种隐秘的情绪障碍消除了，孩子也长大了，你终于有了一种自由的状态。这时候，有人去追求事业的高峰，有人去追求艺术人生的享受，最不济的还有广场舞的疯狂……也就是说，女人前半生的紧闭收敛，只是在为后面的生发积攒能量。

男子呢？男子又是什么状况？发长齿更，男子的前半生真是意气风发，挡不住的春风浩荡。可是七八五十六岁以后那叫一个茫然惶恐，身体、事业都开始隐含破败的阴影，于是生命开始了一种谨小慎微的紧缩状态，即使如此，还是一不小心就打破了生命原本的浑然一体，不是这边漏汤就是那边流脓，不是血压高，就是糖尿病，总之，失地越来越多，生命渐渐紧缩……

其实男女还有一个最大的不同，性动力是人类的初始动力和原始动力，但男子说不行是真不行了，当这一天突然来临时，男人说不出口，但真的内心山崩地裂。哪怕他用暴躁来宣泄，用另外一种方式来找碴儿，也无可奈何。但女子没有这种情况，她可以继续欢天喜地地去爱，只要她愿意，她依旧可以夺目地活着……比如你看广场上跳舞的基本上全是女人，即使有男的，也只是偷偷地在外围树荫中远远地观看。最让人惊异的是，有时一个广场上有三支妇女团队，三种不同的音乐都嘹亮地响着，可那些妇女的脚步和舞姿绝不会串场，你不得不佩服她们神经的强大！男人啊，要活明白的话，其实可以打扮得帅帅的，往女人堆儿里混，因为女人也需要你体贴她们，或接受她们热心的鼓舞和加持。

光一个"齿更发长"和"发长齿更"，就可以让我们明白许多。经典还真需要这么细细地讲，光背书是没有用的。因为背书，只是脑子像照相机似的储存了那么一下，对自己的生活并无大用。只有把经典弄懂了，才能让生活充满喜悦和光彩。所以，我讲的过程，既是我分享的过程，又是我再学习的过程。

既然说到头发，就索性再聊聊头发。头发长不长、长不长跟肝气有余相关。头发、眼睛都跟肝有关。还有一个东西长不长、长不长也跟肝有关，就是指甲。指甲上的竖纹和横纹全是肝气的表现，竖纹都表示肝有瘀，如果出现了横纹就说明身体开始变好，在慢慢地往外推。但很多人看指甲会经常看月牙。我手上一个月牙都没有，难道说我身体不好吗？其实这也是一个阴阳的表现，跟阳气足不足有点关系。我没月牙，我倒认为这是我的阳气收敛功能足的表现。所以大家不要过分迷信月牙，而要看你这阵儿指甲生长的速度。小孩的指甲长得快，是他吸收营养的能力强，生发得快。大人也同样。长得快，是营养好。

再者，指甲和头发是我们人生命当中最奇特的两部分，因为这两部分没有经脉。经脉是人体气的表现，人死了，气就绝了，但指甲和头发在人死后会怎样变化，有点匪夷所思。

为什么第一篇要花这么大精力去讲，是因为我们要通过开篇建立起中医思维方式和读书模式，学中医，脑子要活，不能看到"齿"就只是想到牙齿，而要联想到肾的收藏功能；不能看到女子就只想到女人，而要想到"阴"的功能。中医思维在很大程度上极度强调的是万事万物的关联性，如果不能举一反三，还真学不了中医。

我们接着讲原文。

二七而天癸至

二七而天癸至，我们先说数字，中国文化有一个特点，最高级的文化一定有两个特点，一个是有理，一个是有数。我们经常说"法于阴阳，和于术数"，法于阴阳，我们在《阴阳应象大论》里还要细讲，这里先说"和于术数"，这里出现了二七、三七、四七、五七、六七、七七，要想明白这些，我们要先明白一、二、三、四、五、六、七、八、九、十。这些我们到第九篇《六节藏象论》会细细地讲。

汉字和数字从来是不离开身体的，中国文化一个特点就是"近取诸身，远取诸物"，什么都先在身上找，你不从身体上找你就很累。西方学问都是向外求，中国学问都是向内求，一切都称之为内学，这就是中国文化的高明之处。

教小孩识数的最简便的方法就是比画，所以"一"就是手指一横，"二"是手指两横，因为中指比食指长，所以"二"的下面就长出一点。"三"是三根手指，有人会说那就别缴学费学了，接下去比画就是了，那你就错了，至"四"可是一变。"四"是攥拳四指向外的样子，"五"呢，又是把拳头松开五指外展的样子，"六"呢，是食指、中指、无名指回收，大拇指和小拇指外展的样子。"七"呢，是大拇指和食指上举，"八"呢，是大拇指和食指的下放，所以古代有成语"七上八下"。现代人选楼层愿意选八层，取"发财"意，但按传统文化讲，要七上，不要八下。这是真正的七上八下，不是"十五个吊桶打水——七上八下"。实际上《黄帝内经》用的七和八，或许也有女子走上升通道，男子走下降通道的意思呢。"九"呢，是食指的一个勾。"十"呢？就是拳头，但《说文解字》里面讲得好，"十"是一横代表东西，一竖代表南北，所以十代表圆满。你看，古人的数全在手上，再弄个长袖子，做生意谈价就是两人的手指在袖子里比画，不伤面儿，还做了人情。

在这里得说下《说文解字》这本书，只要我常待的地方，桌子上永远少不了一本《说文解字段注》。这是学传统文化的一个非常重要的基本功。其中有一本是我上大学时买的，当年每月生活费才 40 元，可我还是花了 28 元买了这本书，并靠这本书成就了自己的今天。常有人说等我有钱了我再买什么什么书，或者等打折时再买。千万别这么想，所谓活在当下，就是生命经不起等待和浪费，有了今天，才有未来。还有人常常问我买什么版本的啊？唉！您做多大学问啊，还挑版本！一般来说，古代的书最好是中华书局的，外国经典就选商务印书馆的吧，里面出的错相对少一些，你知道这个大的规矩就行了。

> ▶ 中国术数系统与阴阳五行有密切关系。

在中国人的术数系统里，认为数字不是一个单纯的计数符号，而是要和阴阳五行和合的理论系统。比如《易经》用六和九，阴用六，阳用九，六和九是至数。《黄帝内经》用七和八，七是阴之用，八是阳之用，所以是用数。生命是要来用的。用的话，就得用"用数"、而不用"至数"。

"七"这个数字，对我们生命的意义是非常重大的，甚至西方也用七，一周为什么是七天？上帝创世纪，第六天创造人，第七天休息。如此看来，人和上帝共享的荣耀就是第七日，也就是休息。所以，人一定要休息。

"七"，是个神奇的数字。《周易》有七日一阳来复之说，西方的生命医学也认为七天人之血液要发生一次变化，中国的阴历是四七二十八天，人怀孕生子也要 40 个七天，祭奠亡灵也讲究头七、二七以至七七。还有七大行星、七宗罪、七美德，等等。总之，"七"数内含生命周期、生理周期与医理周期，生命周期指受精卵细胞分裂化生以七天为一个周期。在母腹中经天机运转 40 周，即 280 天出生。再如女子月经28天周而复始，指子宫内膜细胞从再生到脱落历经四个七天。医理周期则指感染、感冒等一般七天为一个疗程，血液细胞系统的病一般以28天为一个疗程，等等。所以，按摩七七四十九下是走"七"的倍数，走人体"阴"的层面。这，也是术数在生命理论中的运用，到了《伤寒论》里，药物剂量就更讲究了。

现在的医生开方子一般也开七天，如果很轻而且是刚得的病，开七天药没问题，特别是精通《伤寒论》的人，可能一服药就解决问题。但如果是久重的病人，开七天药就不合适了，七天后又让病人来回跑而且反复要病人交诊费就不合适，这时最好以三七二十一天，或四七二十八天为一个疗程，让人体气血有更稳定的变化过程，才是对"七"的妙用，而且疗效非常好。

也许，人的生理周期与"七"相关就源于《黄帝内经》第一篇的"天癸"说。

二七而天癸至，什么叫天癸呢？有的书解释"天癸"是月经，可后面讲到男子二八的时候，也说男子"天癸至"，所以解释成月经肯定不对，而且后面有专门说月经的词"月事以时下"。

所以，还得看《说文解字》。"癸"字非常漂亮，指"四方流入中央之水"，所以"天癸"当指天水，也就是人体先天的动力。这个先天动力在女子二七、男子二八之前是隐而不动的，就好比"潜龙勿用"，这是生命的快速生长期，若提前动了这条龙，生命就会早衰。在这里，大家别又认死理，非得认为女孩必须 14 岁来月经才算正常，现在女孩都早熟了，所以只要女子初潮，甭管她几岁，初潮的那一刻就当算作她生理年龄的二七一十四。如果女子 50 多岁才绝经，那 50 多岁就算她生理年龄的七七四十九。

二七而天癸至，天癸至，什么叫"至"？"至"在古代写成一个脚趾头着地的样子，因此有"到达"的意思。所以"至"，有到某一点才启动的意味。二七一十四岁，天癸动了，人一旦启动自己的先天能量，人体的一个闸门就打开了，生命就开始有新面目了。这事到底好不好呢？生命开始动用原始力量，当然不好，但没办法，人必须向前走，用光了这些，人也就走到了生命的终点。

举个例子吧，我曾经在报纸上看的一件事，这件事太吓人了。大家都知道"伟哥"，有一个小孩，他发现爸爸只要一吃这个绿药片就特别高兴，就把妈妈拽走了，还把门插上了。这孩子心想这东西肯定好，就爬高把那一盒全吃了，也没觉得高兴。等他爸一出来，他就跟他爸说："爸，你吃了怎么那么高兴，我怎么吃了不高兴？"他爸吓疯了，赶紧抱着他去洗胃了。"伟哥"为什么对小孩不起作用？这就好比人体有一个关卡，那个门在二七一十四和二八一十六岁之前是不开启的，因此所谓二七，就是人体"阴"开门的节点，二八，就是人体"阳"开启的节点，古人谓之"有漏"。所以大家一定要记住，人的生与死全在这个节点上，这个门只要一开，人就往死路上走了。

因为在二七一十四岁和二八一十六岁之前，小孩处在无漏境，所以一般不会有什么大病，这时候如果有点小病就乱用药，一定会破坏小孩的这种圆融境。但如果这时小孩真有大病，最好要在二七一十四岁和二八一十六岁之前治愈，否则一进入有漏境，病就难治了。

按理说，小孩基本不得病，小孩得病基本是大人逼的。凡是小孩得病，我一定会先说大人。越缺爱的女人，越折磨孩子，所以说，孩子的病很可能都是受妈妈影响的，而女人脾气不好又是男人的冷漠造成的。这就是家庭的恶性循环。所以，看透人性太重要了，人都是欺负弱者。一家子越长越像，不是长得像，而是表情像。

由此，也可以知道，人在开启这个门之前的一七和二七是非常重要的长身体的时期，就好比给大厦夯地基。所以关于幼儿教育这一点，我反对幼儿园过多的教育，因为那样就把孩子拘住了，孩子就是要多睡、多玩、快速成长，7岁到14岁的时候他会有旺盛的求知欲，这时候要充分地满足他，但又不能拘束他，所以这时候的教育要很高级，此刻天癸未动，在人情上就是"不动情"。其实，把第一篇读懂了，就明白教养生命的第一要务是："不动情"这三个字。小孩情绪虽然不稳定，但他不记得，也就是"情感不留于意"，大人的所有问题在于"不能忘"，尤其是不能"忘我"。记恨，记仇，什么都记着，这些东西如垃圾堆积在五脏六腑里面，人能不得病吗？

二七一十四岁这个门一开，父母就感慨，完了，不长个儿了。但女孩从这一天起，也成熟了，所以要有"及笄礼"。但男孩的成熟不像女孩那么明显，就索性20岁时行"弱冠礼"。这个我在《诗经：越古老，越美好》中讲过，此不赘述。

其实，《黄帝内经》第一篇如果真的全读懂了，整本都不用读了，这一篇是大道，后面的全是细节。有人说《黄帝内经》只要懂一句话能吃一辈子饭，我们倒不必指望它吃饭，来此一世，能知晓这些生命的秘密，就成。

任脉通，太冲脉盛，月事以时下，故有子。

女子能来月经，需要三个条件：一、任脉通；二、太冲脉盛；三、月事以时下。

先讲"任脉通"。任脉，在《灵枢经》里面有专门讲任脉的，任脉起于会阴，会阴在前阴后阴的中间。任脉、督脉、冲脉，人体三条最重要的先天脉络都起于会阴，因此，会阴也叫"一源三歧"。原先，我总闹不懂太阳的精魂为什么是三足乌，月亮的精魂为什么是三足蟾，学了《黄帝内经》后，明白了，人之精魂也在于三足：任、督、冲。任脉主一身之血，督脉主一身之气，太冲脉主性。

老天把人体最秘密、最重要的东西都藏在会阴。它知道人都要脸面而不知道护根本，比如人被打时都护脸护头，不知道护裆。所以老天就送你一个先天的保护神器，两条腿，两条粗壮结实的大腿为你保护性命根本。这儿可是死穴啊，一脚踢过去人就完了。所以现在有一些爸爸教女儿，只要男孩欺负你，你就往底下踢，可再狠也不能踢人家的命根子啊。看过电影《秋菊打官司》吧，秋菊认为村主任打她老公哪儿都行，就是不能踢命根子。那个电影真的很精彩，在农民意识里，村主任可以打村民，但踢老公命根子，不行，得讨个说法。

命根子就在会阴这个地方，真正的会阴穴其实在腹腔里，与脐下三寸关元穴相合。西方文化讲公尺公寸，中国文化讲究"同身寸"，也就是大拇哥横纹上的长度为一寸，每个人的寸都略有差异，姚明跟我们的寸肯定不一样。先前我们讲过小孩出生时都握固，就是把自己这同身寸都藏在手窝里，就是老天不给你这个秘密。古代认为人"一呼一吸，脉行六寸"，按理说，脐带长一寸，气就散掉了，少一寸，气又不够，所以脐带最好剪成六寸，可老天不给你看这个寸，这大概也是老天在告诉我们只要一出生，人就没法为自己做主了吧。

女人呢，不必去找那个命根子，女人的命根子就是子宫，属于生发之地。据说男人是在性高潮的那一瞬间，能感知到自己的命根子。

所有的人都有任脉，任脉对女人非常重要。就是从会阴出来一直上升到脸，与督脉合于人中，交于上颚。有一个病人说吃完药之后上颚疼，其实这是任督交接处有堵。疼，就是药起作用了，在攻那个病灶点了，这是好事。任脉另有旁支与胃脉相合。胃主气主血，一般人正常的脸色不是红，应该黄里面带一点明亮，微微有一点红。但不可太红，太红就是病了。

督脉主人一身之气，任脉主人一身之血，现在外面有一个骗局，就是动不动就招呼人来练功，号称可以帮你打通任督二脉。其实只要人活着，任督二脉就是通的，任督二脉相通，人才能生成肉身。但任督二脉相通，在孩子身上的表现与大人不太相同，打比方说吧，小孩的通，是一个圆，来回无障碍；而大人的呢，因为意识、思维、情绪等障碍，而瘀堵了经脉的流畅。真要堵了任督二脉还真不容易，练功呢，任督二脉会活跃些，但若找不对师父，还不如不练，扰动了先天经脉，也可能对身体造成更大的伤害，到那时，又该说是走火入魔了。

总之，二七一十四岁之后，任脉通，指血足。任脉在太冲脉的带动下，开始有了必需的方向，随着"漏"的状况，开始有了瘀阻。若想回到无阻碍的境界，关键还是要回到"无漏"境。这个，我们后面会讲。

下面我们讲"太冲脉盛"。

任脉主血，督脉主气，太冲主性。只有14岁之后，人的太冲脉，跟性相关的这支脉才开始发动。太冲脉是人体的奇经八脉之一，是一条阳经，它也起于会阴，然后从人的"气街"处，也就是大腿根处向上分流。男子，走两个睾丸；女子，走两个卵巢。然后上至乳房。所以，女子的第二性征乳房的发育与太冲脉相关。而男子由于阳气特别盛，太冲脉直接往上冲，一直调到"环唇口"的位置。所以，男子的第二性征之一就是长胡须。

具体地说，男子，太冲脉走两个睾丸，上至气街，也就是走到大腿根，大腿根酸痛，就是任脉血不足、冲脉气不足的象。女子来月经的时候也会有大腿根酸痛的问题。太冲脉从女子卵巢处分，女子血足，气不足，所以太冲脉上行至女子的乳房就散开了，生成两个乳房，所以乳房大小由天定，也就是说，乳房的底座儿跟冲脉有关。按理说，女子乳房紧小，应该是冲脉阳气足、收得住的象，可女子偏偏要去隆胸。乳房大小还跟什么有关？跟后天胃血有关，血足了，兼之怀孕时也会刺激太冲脉，乳房大小还能有一次变化。而男子呢，气足，太冲脉会在乳根处继续上冲，冲到喉部凝聚一下，形成喉结，从喉结这儿再往上走，沿两鬓长胡须。所以男子太冲脉强壮与否看胡子，张飞的胡子是参开长的，这也是太冲脉的体现，太冲了，人就愣。而关羽的胡须就长得漂亮，往下长，又长又密，就是气足血也足，沉得住气。还有一种就是不长胡须，这种人《黄帝内经》称之为"天宦"，也就是说他是天生的宦官，其实他跟宦官有很大的区别。为什么这种男人不长胡须呢？一种是因为他先天气不足而血有余，太冲脉上不来，这种人胖，且不长胡须；还有一种是他先天阳气的收敛功能特别强，能憋住而不宣发出来，这种人性情比较复杂，有点"神龙见首不见尾"的意味，不太好惹，而且男生女相，主大富大贵。

古代的宦官被阉割了后就不长胡须了，这又是什么原因呢？由于太冲脉起于会阴，对男性而言，至睾丸而分叉上行，阳气足而继续上行，在喉结一聚，然后冲关，上散为胡须。宦官既然睾丸被割除了，太冲脉一伤，胡须瞬间飘零，嗓音亦为尖厉，真是万恶的旧社会啊。

任脉主一身之血，任脉一通，血就开始充养卵子。女孩在妈妈肚子里的时候，有多少卵子已然是定数，二七之前，隐而不发，犹如潜龙。月经一来，女孩就变成女子，卵子开始成熟，就具备了生育的能力。我们生命中最重要的一个门就此开启，一般是一次成熟一个，若吃促排卵药，就是激素药，会造成多胎。

卵子的成熟，光有任脉血足还不成，还得"太冲脉盛"。任脉主阴血，太冲脉主阳气，气为血之帅，阳气不足，也无法推动阴血。任脉通了，血足；太冲脉盛大了，气足。这时来月经的第三个条件就是"月事以时下"。

"月事以时下"，"月事"指月经，天癸不是月经，天癸是先天动力，任脉通，太冲脉盛，月事才能以时下。这个"时"，指 28 天左右，经过 28 天血与气的营养，才是一个完整的过程，太快、太慢，都是病。现在很多人，只要一治月经病，就往阴血不足上归，这是欠考虑的。月经下不下得来，能不能按时下来，是跟阳脉、太冲脉有关系的。现在很多女孩又节食又减肥，阴血不足，阳气也不足，故而停经的人很多。如果看病看不到这个层次，照样看不好。有人先天月经量小，就是阳带动阴的能力不够，或者有的人月经就是下不来，小肚子憋得特别难受，这就是有寒邪，且冲脉太弱，动力不足。

总之，"任脉通，太冲脉盛，月事以时下，故有子"，这句是说，具备了前三者，女人才能怀孕生子。

人生，无非守时守位，任何事情都有它的固定时间，错过了就是错过了，别找理由。比如该恋爱时不恋爱，该结婚时不结婚，该生孩子时不生孩子，都会出问题。好多妇女40多岁了来找我，说曲老师你让我怀孕。我说你月经还有吗？快没了，那你怀什么孕啊？谈恋爱就要趁年轻时，人在25岁之前，有英雄主义和牺牲精神，25岁之后的恋爱很可能就缺失了纯真的少女心，再爱、再恋，也有焦苦的味道了。

三七，肾气平均，故真牙生而长极。

三七二十一，肾气平均，这时候肾气平均，是指阴阳平均。

大家记住，阴阳平均，故真牙生而长极，这里面通过两个东西来说明阴阳平均而且充盈，一是智齿，这是肾气有余；二是头发长得快，这是肝气旺。长极，也可以认为是个子长得高，这也是阴阳之气旺盛的表现。这个时候正是生命开始冲顶的时候，只可惜，很多孩子在这个时候开始减肥了，于是，生命的顶点就此被拉低了，也就是在生命开始起飞的时候跌落了，这是非常可怕的。真希望有更多的年轻人好好听听这段，把握好生命的规律。女子21岁到28岁时，是女性生命最关键的冲顶期，一定不能任性，不能减肥，不能过度流产，否则就有一个糟糕的未来。

四七，筋骨坚，发长极，身体盛壮。

四七二十八岁，应该算一个顶点，四七之前快速地生长，之后就逐渐地衰退。"四七，筋骨坚"，筋，在中医里有两条经脉跟"筋"是有关系的，一是肝，肝主筋；二是膀胱，膀胱主筋所生病。有一个老师问我，他后背抽筋是怎么回事，后背是人体太阳界面，属膀胱经，阳气虚弱，受寒，都伤太阳，会抽筋；肝血不足，不濡筋，则痉挛。西方人认为抽筋跟缺钙有关，为什么有时补钙也能把抽筋弄好，因为钙就是矿物质类的，是重调元气法，吃了钙以后重调元气，抽筋也能好一点，但不是一个根本解决法。根本解决治疗肝血和膀胱阳气的方法，就是血要足，这样筋就有弹性。膀胱阳气要足，筋就强大。很多病都是筋病，筋是什么？就是生命里有弹性的东西。子宫有弹性吧，怀孕的时候可以特别大，不怀孕的时候就像你的拳头一样大小。血管有弹性吧，括约肌有弹性吧，筋膜有弹性吧……这些地方出的问题，都属于筋病。

"四七，筋骨坚"，筋是肝和膀胱，骨又是什么呢？肾主骨。你要是把

"筋骨坚"翻译成筋骨坚硬，就不合适，而应该翻译成肝肾强大，至四七时，因为肝肾强大，发长极，身体盛壮。这是女子生命的最高峰，28岁前，是生命在冲顶，在这之前，任何阻碍生命的事情都要避免，比如节食、减肥。你只要这样做了，你的生命顶点就会低好多，而越高，你的生命视野就越宽阔。

古代女子是二十而嫁，男子三十而娶。为什么女子二七一十四岁就成熟了，不能嫁，非得二十而嫁？男子二八一十六岁就成熟了，为什么到三十才娶？

其实，身体的成熟并不见得能驾驭婚姻，还需心智的成熟。女子从14岁到20岁这是6年，其实这6年当中，女子身体也不盛壮，若过早开始性生活，也妨碍冲顶。古人认为女子21岁到28岁是生育的高峰期。这时娶进门来就好，女孩嘛，越小越容易跟婆家亲，越大越不亲。

而更多的原因是：虽然女孩14岁已经成熟了，但要花6年的时间跟女师学习。我还是建议大家看一下我写的《诗经：越古老，越美好》，就是这6年要有女师来教导她，教导如何孝敬公婆、怎么对待丈夫、怎么抚育子女。其实女子的学习能力是挺快的，6年就可以。男子则要花更长的时间，从16岁到30岁，用14年来学习如何承担更多的社会义务。人，只有通过学习才有真正意义上的成熟。这就是中国古代文化存在的意义。

女子四七二十八岁的时候，生命达到一个顶点，我的建议是最好这时完成第一胎的生育。因为现在我们的生活好了，女子可以晚育，但第一胎最好是28岁之前完成。28岁左右嫁多大的男人好呢？据说，所有天才的父亲基本上是三十七八岁，女子要相对年轻一点。你看英国的一般老绅士、老贵族，基本上40多岁结婚，娶一个20岁左右的大家闺秀，生活起来没有问题。因为孩子继承的是父亲的意志力，继承的是母亲的智力，就这一句话就够了。你们将来择偶就这一句话，娶老婆要娶聪明的、有脑子的，不能光看好看，俗话说：母傻傻一窝，父傻傻一个。可见母亲的智力有多重要。父亲的意志力什么时候才到顶峰？36岁左右，男人在20岁的时候有时比女人还脆弱。总之，男人是刚性的，女人是有弹性的。女性其实并不脆弱，女人只不过是装得很娇柔。

男性所谓的成熟，其实就是意志力的坚定，也因为这种成熟的坚定，而面临的诱惑开始增多。所以孔子才说四十而不惑，此时若再迷惑，家庭事业什么的都可能毁于一旦。到了这个年纪，要学点生命管理，要学习如何自救，否则挣的钱将来全给医院了，到了这个年纪要学一点真东西，别再东一榔头西一棒子了。人生苦短，经不起折腾，其实，也不值得折腾。

五七，阳明脉衰，面始焦，发始堕。

从28岁到35岁，是生命的一个高平台，这时所有的人生目标——家庭和事业都该有点模样了。五七三十五后，女人的生命开始走下坡路。

阳明脉是胃脉和大肠脉，胃和大肠都属于阳明，中医讲阳，分太阳、少阳、阳明三个层面。阳明是阳气最足、最有力的表现形式。胃，阳气足，才可吸收。大肠，阳气足，才可消化。阳明脉衰，就是指人体的消化和吸收都衰落了，至此时，我们饕餮世界、运化世界的能力都开始衰退。

中医认为，胃主血所生病。所有的血液疾病，白血病什么的都应该从脾胃治。西医呢，认为骨髓主造血，所以要你换骨髓，换干细胞。在中医眼里，骨髓属先天，而后天疾病一般与先天无太大关联，治病当先从后天下手，所以，从脾胃治血液病，是安全的路数。

乳房实际上是血的储备仓库。胃经走乳房，奶水就是血的变现。那直接给孩子吃血行不行？不行，不好吸收，血化成奶，才是孩子的美食。哺乳过的人都有一个感觉，心特别累，觉得自己好像被抽空了一样，这就是说哺乳绝对耗气血啊！但人体又会因重耗而强烈生发，所以女性哺乳的过程也是再生自己气血的过程。

有人觉得很奇怪，有的人乳房很大却没多少乳汁，有的人乳房特别小，乳汁却特别多，其实，乳汁的多少看女人化血的能力，而不是看乳房的大小。现代人钟情于乳房，是件有趣的事儿，其实跟动物钟情于屁屁属于同一种文化。有人认为，动物界性生活最大的特点是后位，所以屁屁发育，唯独人类喜欢面对面。面对面以后，后位时期发育起来的屁股，就转到了前面。也就是说：人类彼此取媚主要靠表情和前胸，而动物取媚于头领，靠奉献屁股。这是一个人类学的话题，此不赘述。

阳明脉衰，阳明胃经，起于鼻子旁边的迎香穴，迎香穴又是大肠经的终止点。先天胃和大肠有问题的人，这儿会有一个痦子。胃经起于迎香，之交頞中，这个"之"就是"到哪儿去"的意思，相交于"頞中"，"頞中"又叫"山根"。两眼中间的鼻梁处叫"頞中"，这个地方叫"山根"，又叫"祖窍"，可见这个地方多重要。我呢，从小就把这儿磕破了，有个小坑儿，这就注定我不再吃祖上的饭。比如祖上是经商的，那我就不经商了，我要走自己的人生路了。这地界也主官运，我把官运磕没了，我正好专心致志去干我喜欢的文化事业，老天真是厚爱我啊！

鼻子又称鼻祖，人在妈妈肚子里第一个生成的定盘星就是鼻子，所以叫鼻祖。鼻子下是人中，恰恰是任督二脉的交汇点，所以怀孕最初期的焦虑会导致这个地方出问题，比如兔唇。肺气为金，金生水，第二个生成的就是耳朵，三点定一面，你脸部的格局就定下来了。所以你长什么样，你妈妈怀孕的第一个月全有了。我们通常不懂这个，怀孕后期才念叨让小婴儿好看点、好看点，全然没用。

胃经怎么走？《黄帝内经·灵枢·经脉》说："胃足阳明之脉，起于鼻（迎香）之交頞中，旁纳太阳之脉，下循鼻外，入上齿中（所以上齿痛属胃经，可针刺足三里），还出挟口环唇，下交承浆，……循发际，至额颅。"

胃经在脸上走两条线，一条线是鼻子这一块，然后是脑门这一块。现在把手的下沿抵住你的眉棱骨，把手自然张开额头这一块通通属于胃经，所以前额疼，包括眉棱骨疼统统是胃病。只要病人一来，他说头疼时会在头上比画，你一看就知道了，这不是胃吗？然后你问他，你是不是恶心，想呕吐，他会觉得你神，其实是老祖宗神。老祖宗告诉我们，颠顶痛是肝经，两边太阳穴痛是胆经，如果是偏头疼，左边是肝经，右边是肺经，所以只要弄清楚了，头疼都好治。我有一个学员颠顶疼吃了将近两卡车的止疼片，最后终于从陕西找到我，吃了20服当归四逆，彻底治愈。他就是肝血虚的问题，止疼片只是抑制了他头疼的感觉，根本没治病，这就是中医去根儿吧。

胃经还走脸蛋，跟任脉合，所以人老还真是先老在脸，女子35岁以后不只是胃气、胃血衰败，任脉也不足了，女人就再也没有了少女的红润。但黄褐斑不属于胃，属于小肠经，跟忧伤有关，也好治。但雀斑不好治，雀斑是根儿里带来的寒，不好治，西方人就雀斑多。雀斑是久寒，但黄褐斑是后起的，很多人都是生孩子后长黄褐斑，一方面是带孩子辛苦，再有就是心情一直不爽，归根到底是要治她的产后抑郁，不抑郁了，黄褐斑就下去了。少年的青春痘也全长在脑门、两颊，都是胃寒，胃寒不单纯跟吃寒凉东西有关，最关键是跟心情不好有关。

胃是人的第二张脸，人是会表演的动物。人已经进化到能控制表情了，但是他还没法控制肉体。我们通常不把情绪带到脸上，但胃会绞成一团，堵死了。凡痛苦在胃里的表现就是胃疼，忍辱就是溃疡。大凡男人有胃病，很可能是女人气的，媳妇儿能打吗？不能打，老妈能打吗？不能打，女儿能打吗？舍不得。领导能得罪吗？不能。所以他就胃疼，甚至得胃炎、胃癌。

阳明脉衰，就指这个人的脸开始显老了，开始下垂了。什么叫脸好？脸的肌肉要提拉上去，胃气衰败，乳房也下垂。有人说那是地心引力，但是地心引力一直存在，小时候都挡不住你长个儿，这会儿倒让你下垂了？那你天天倒立试试，回过头来看看垂不垂？脾胃只要一调好，哪儿都立着，包括乳房可以像少女一样饱满结实。

"阳明脉衰，面始焦"，脸上就憔悴了。"发始堕"，掉头发首先是因为焦虑，思伤脾，脾虚也掉头发，再有就是肝肾虚。曾有一人来治疗掉头发，最后一次来时说：已大好，但每日还掉10根！我说对不起，我每天可能比你掉得多，到此为止吧！这种人活得太仔细，每天掉10根还数的就属于不太正常了，没法治。总之，五七，"阳明脉衰，面始焦，发始堕"，就是指女人至此气血的收藏能力变弱了。

六七，三阳脉衰于上，面皆焦，发始白。

六七四十二，三阳脉衰于上，哪三阳？中医的经脉都分太阳、少阳、阳明。太阳膀胱经走后脑勺，太阳小肠经走两颧，少阳胆经走两鬓，阳明胃经走脸颊和额头。人的脸为什么会不怕冷？冬天为什么哪儿都捂着，唯独脸露在外面，因为头为诸阳之会，阳经都走脸，所以不怕冷。

阳气一衰退，人就会变老，变老就是"面皆焦，发始白"，就是面容憔悴，头发斑白。

七七，任脉虚，太冲脉衰少，天癸竭，地道不通，故形坏而无子也。

七七四十九了，任脉虚，任脉虚就是血虚。太冲脉衰少，就是阳虚。阴阳俱虚后，天癸竭，就是先天的动力就没劲儿了，生育之门岌岌可危时，叫地道不通。

讲一下"地道不通"的"地"吧。天，下为大，是人正面像，一横代表人之上，阳性。"地"字有土，"也"则代表阴性，为什么呢？

《说文解字》里说："也，女阴也。""也"就是女子阴部之象，凡从"也"字的，比如说水池的"池"，大阴唇、小阴唇，不正是女阴之象？所以，"地"字是土地的女阴，只有阴才能生发万物。所以，给孩子起名字要先查查《说文解字》，否则不小心起了"张也""万也"这些名字，可就尴尬了。

所以"地道不通"就是阴道不通，故形坏而无子也。因此至七七四十九岁，基本上就不能再怀孕了。

　　我们说说月经到底是怎么回事吧，成熟女性每月排卵以后，卵子如果没有碰到精子，那她为怀孕做的一切准备全部都要流掉。如果精卵结合，月经就停了，就成胎，血就开始养胎了。从这个角度上来看，大多数人都注定平庸。像卵子一样，更多的卵子，是一生都碰不到精子的，只有碰到精子的那个才是成功的，完成了使命的，其他的都白白流掉了，所以孤独寂寞不仅是宇宙的本性，也是人的本性。女人骨子里的寂寞感就是来自生命本性的寂寞。不要以为那个寂寞是因为别人不理你的寂寞，而是你骨子里就有这个寂寞，你可能碰不着你的真命天子。人生中，遇见，这事挺难的。

　　一说到绝经，有人又会说了，是不是越晚绝经越好啊，当然不是。女子正常的绝经年龄应该是七七四十九岁左右，有些女人因为害怕绝经，就会去补充雌激素，这可是要命的大忌啊。现在西医都认为，过分补充雌激素是导致乳腺癌和宫颈癌的第一杀手。还有的妇女绝经期总是淋漓不尽，这一般跟子宫内有瘀血相关，子宫肌瘤这些瘀血不去，就会导致妇女淋漓不尽，这是需要治疗的。但如果是不太大的肌瘤，随着绝经期的来临，基本也趋于萎缩了，也不必再去受手术之苦，带疾延寿就是了。

　　关于激素，我曾咨询过制药公司的人，我说：您用一句话来说下激素的用途好吗？他想了片刻说了一句话，杀鸡取卵。这真的让人大吃一惊！原来他们很清楚激素的问题啊。我说那您在什么情况下会用激素？他说年轻时若得了大病，可以用，快速解决问题后，靠锻炼让自己恢复健康。这说得太对了。为什么年老时不能用激素了，因为元气已所剩不多，经不起调了，再调，就一命呜呼了。竞技运动员年轻时若用过激素的话，到一定年龄很容易猝死，也是这个原因。普通人的元气，是慢慢熬没的；而他们，是大火烧没的，所以大家轻易地不要动用激素。

比如说哮喘，一般看哮喘只看肺。实际上呼吸绵长这件事由谁来管？由肾的收藏能力来主管，所以说哮喘实际上是一个肾病，是肾的收藏功能失效的病。肾不纳气，上面就虚喘。西方医学不见得都是错的，西方医学很聪明，哮喘病人要用激素喷雾，激素是直接入肾的，直接调元气，所以一喷，人就舒服些。但老调元气人不就完蛋了吗？所以中医反对这种"重调元气法"。就这一点说，大家对凡是让你舒服了的东西都要警惕，舒服并不是用药治了病，而是用药提前调取了你的肾精，病依旧存在，而且随着年龄的增长、气血的衰败，激素只会越用越多。

我刚到中关村学院的时候，说你们随便挑一本经典我来讲就行了，他们选了《黄帝内经》。这是非常重要的，因为从医入道是捷径，你要想把别的经典都读懂，第一本要读懂的就应该是《黄帝内经》，因为要先明白生命之道，知道此生肉身的意义，才知道该从何处下手修行。把这本经看明白了，别的经也就全能看懂。所以不管怎么说，我们熏陶一两年之后，大家再读任何经典就都没有问题了。

五

——

男

八

丈夫八岁，肾气实，发长齿更。二八，肾气盛，天癸至，精气溢泻，阴阳和，故能有子。三八，肾气平均，筋骨劲强，故真牙生而长极。四八，筋骨隆盛，肌肉满壮。五八，肾气衰，发堕齿槁。六八，阳气衰竭于上，面焦，发鬓颁白。七八，肝气衰，筋不能动，天癸竭，精少，肾藏衰，形体皆极。八八，则齿发去。肾者主水，受五藏六府之精而藏之，故五藏盛，乃能泻。今五藏皆衰，筋骨解堕，天癸尽矣。故发鬓白，身体重，行步不正，而无子耳。

上次我们讲到女七，女七是女子的，或者是阴的生命节律。今天我们讲男八，也就是"阳"的生命节律。

丈夫八岁，指男子，也指阳，阳每隔 8 年会发生一次变化，比如七八岁狗都嫌，指男孩到七八岁的时候，会淘气任性得让人受不了。男孩淘气好啊，那是气血足。气血与精神，一定是气血在前，气血如果弱，人的精神也会弱。比如抑郁症，首先是气血的问题，所以我很反对，一得抑郁症就先看心理医生，在中医上讲，抑郁症基本上属于胃寒和肾寒的问题，一定先在气血上入手。中国目前是全世界使用抗抑郁药最多的国家，不仅有滥用之嫌，而且还不让停药，这就使得病人难有出头之日。所谓抗抑郁药，并没有治病，只是抑制和调节你的神经中枢，不兴奋的，让你兴奋一点；太兴奋的，抑制你一点。久而久之，不傻了才怪。关于抑郁症我们后面会讲，此处暂且不表。

丈夫八岁，肾气实，发长齿更。

肾气实，是指肾气充满，发长齿更，是阳性的特点，指先生发后收藏。男人是生发在前，收敛、收藏在后，男人越老越抽抽儿，女人却是越活越阳光，更年期以后更是重新绽放。这个大家一定要清楚，这个不只是活法的不同，别以为只是你家老汉提不起气来，而是全体男人到后来都提不起气来。

传统的中国教育都是根据人的气血安排的，就是根据《黄帝内经》的阴阳气血来的。比如中国古代主张孩子八岁入小学，为什么呢？因为孩子八岁的时候，气血壮一些了，从幼年进入少年，壮才能收纳，不壮是收不进来的。古代小学指蒙学，教孩子认字，学规矩，背书啊，洒扫庭除啊，等等。此时肾气已实，就不能浪费，要让精力有出口。我们现在幼教把这个提前了，总怕孩子输在起跑线上，但若孩子肾气不实，过早教育对孩子身心都是伤害。

古人认为小孩纯阳好动，一时不得歇息，因为小孩的本性就是如此，有着天真活泼、无忧无虑的性情，所谓"小孩不蹦跳，必定有病闹"就是这个原因。

这时你若让两三岁的小孩老老实实地坐着，也就是天天强迫他乖乖地坐着，不仅损天性，而且会伤到脊骨。伤脊骨就是伤阳气，严重的话，小孩的整个督脉都会受到损害。督脉通脑啊，伤脊柱就是伤大脑。这时如果非得教他识字读书，小孩全身都会得病。为什么呢？一是损其活泼好动的本性，二是思伤脾。婴幼儿脾胃本就脆弱，此时再强迫孩子读书学习，思虑过甚的话，孩子会得脾胃病，甚至长大厌学。

从某种意义上说，小孩的玩就是学。所谓学习，就是既能获取到某种知识，同时又能够提升自己的人生境界，而小孩玩的时候，其实是在模仿大人的生活，在模仿过程中，他会逐步获得对自我的认知。同时，小孩玩耍时状态非常好，他们心无旁骛，非常执着，非常认真，从中得到了极大的乐趣。因此，玩，是学习的最高境界，能在快乐中学习，才是真学习。如果一个人小时候连玩都没学会，那么这个人的一生就缺失了很多情趣。幼年的每一个阶段，都是不可逆的，尤其要认真对待，从小不会玩的小孩，长大也不会玩，若没有游戏精神，在漫长的人生中就更苦。再说了，古人有一个观点很有趣，要判断小孩的品行，主要看他小时候玩些什么内容就可以了，比如孔子小时候玩的是俎豆祭祀之礼，这就是孔子的根性啊！

其实，我们人体的阳气是有迹可循的，刚出生的孩子，阳气在脚，所以你们看新出生的婴儿他永远在干一件事，一直在踢脚。

我以前学医一直不开窍，当时还有文学梦，从来没有想过进医学这个门，生完孩子后，我突然被这鲜活的新生命唤醒了，每天像敬神似的观察他、模仿他，什么叫纯阳之体也明白了，怎么修道也明白了，同时，医学上也开窍了。所以，孩子也是我们的老师。

小孩从踢腿到跑跑跳跳，都跟我们大人不一样，现在小孩都是爷爷奶奶带大的，所以现在的小孩走路都是老人走法，爷爷奶奶生生拽住小孩，还成天说小心点、慢一点，愣是把孩子当老人养了。所以把孩子交给老人带是有问题的，因为老人带出来的孩子就是老人心态，成天担惊受怕，怕磕碰。除非你是那种特有范儿的老祖母，比如，像孝庄太后那样明理的，才能带出康熙那样的孙子。

而且现在尤其有一个问题，剖宫产小孩太多了。剖宫产小孩的运动能力先天就赶不上自然生产的小孩。其实，出生状态就是我们未来的人生状态，自然生产的孩子虽然也是在无意识状态下完成生产的，但其中却有严密的逻辑和运动规律——比如寻找方向，冲出产道等，产道对孩子大脑皮层的挤压，也是决定他一辈子是否有意志力的问题。自然生产的孩子，尤其是头生子，在未来的人生道路上，成功率是最高的，而成功率最关键的，在意志力的坚定，不在聪明。

老大和老二相比，老大一般没有老二聪明，为什么？老二出生的时候产道已经宽了，他需要的是顺势的能力，而非意志力。况且老二夹在老大和老三之间，所以是交际高手。他要发展他的交际能力、察言观色能力，怎么哄住老大，怎么哄住老三，怎么在夹缝里生存等。但是老大不一样，老大最需要的就是沉稳，他是冲出黑暗的开路先锋，从出生时就做大事，担大责任，并与母亲休戚相关，所以，他与母亲的关系也更加亲密。

　　而剖宫产小孩，没有经历这种痛苦和黑暗，他是一下子被带进光明的。他也许更聪明，但是他缺乏意志力，他的圆融之性可能比较强，但是不愿意承担责任。

　　看到这里，你也许会说，那好吧，我自己生，我不剖了，我采取无痛分娩，可以吧？但你不知道无痛分娩生出来的孩子也许更糟糕。打个比方吧：如果遇到突发事件，这三个不同状态下出生的小孩会怎么反应呢？自然生产的小孩会保持他出生时培养出的那份冷静和沉着，首先他要判断方向，一步一步怎么办，他清清楚楚，因为没有什么比他出生的那一瞬间更紧急，哪怕是依照本性、惯性，他也会坚定地闯关。

　　而剖宫产小孩遇到紧急状态，会夺路而走，因为他从出生的那一瞬间，"万事关我何事"就已经成为一种习性。而且他的脑子比手快，他考试若不及格，你可别以为他是不会，他一点都不笨，他看完卷子，答案在脑子里就全过了一遍，他以为他写了，甚至剖宫产小孩写自己的名字都只写一半，你问他怎么不写全？他说全了，因为他的名字在脑子里是写全的。

而无痛分娩的小孩遇到事的表情就是糊涂，跟他出生时的状态差不多，怎么了？出事了吗？一脸茫然。所以我建议大家，你要么自己生，你要么索性就听医生的安排，该剖腹就剖腹，别拧巴。一切都是命。

剖宫产小孩因为没有受过产道挤压，而产道对大脑皮层和皮肤的挤压，对小孩的神经系统等有重大影响。所以他一出生，就要对他有这方面的训练才好，比如用柔软的粗毛巾挤压他的身体，擦他的头，等他长大一点的时候，要有意识地跟他做些小小的冲撞，练习他的反应。肺主皮毛，大家记住，如果要想肺强壮的话，一定要先增强皮毛的感受性。而自然生产的小孩都是拼出来的，脑子与动作的协调性好，身手超灵活。

二八，肾气盛，天癸至，精气溢泻，阴阳和，故能有子。

我们上次讲了，天癸可千万不能翻译成月经，而是原始生命力。男子二八，启动这个原始生命力的窍，打开了。女子是二七一十四开窍，男子是二八一十六岁开窍。古人所谓"十五岁入大学"，就是要在孩子身体开窍的时候，抓住这个时机，教他们义理之学，把他们的精神引入正轨。

所谓"十五岁入大学"，不是我们现在上大学的意思，中国古代的大学叫"义理之学"，就是到 15 岁的时候，开始学"义理之学"，学经典是从什么时候学呢？8岁左右要背诵一些东西，要先用学写字磨性子，这些是基础教育。等到15岁左右就要开始理解这些经典，要由一个老师带着，真正给你一本一本地讲经典，这个才是15岁入大学。

二八，肾气盛，天癸至，精气溢泻，是说这时肾气强壮，精满自溢，从开窍到身体有漏，生命进入了微妙的新阶段。而此时的学义理，恰是以思维的有序及觉悟来完成对身体放任的救赎。

临床上曾看到一个13岁的小男孩，人长得又瘦又小，全身的皮肤包括眼皮上、眉毛上都是湿疹，一看他就明白他的病根儿在哪儿了，但很好奇他那么小，是怎么染上恶习的呢？于是就让他爸爸妈妈出去，因为当着父母面他是不会说的。我问他，你从什么时候开始手淫的？那个小孩挺聪明，他翻着白眼说这个跟我的病有关系吗？我说当然有关系，只有你把这件事停了，你的病才会好。他嗫嚅着说："你怎么知道的？"我说你就如实招吧，几岁开始的？他说11岁，我说小屁孩你反了天了，你从哪学来的，谁教你的？这个小孩就说我看电视剧《总督张之洞》里面提到过《素女经》，就找来看了，就懂了。这真可怕，现在估计很多人都没有听说过《素女经》。《素女经》是中国古代一本专门讲房中术的书籍，其实也是一本通过房中术讲如何治病的书，但一般人看不到治病的层面，只看到淫秽的层面。古代说素女和玄女是黄帝的房中老师，所以叫《素女经》。那个小孩11岁就开始读这个，这个太影响他的生长发育了。可这种事，家长一般没有办法跟孩子沟通，必须要找一个明白人或者找一个大夫跟他直截了当地说清楚才好。我对那个孩子说，你还太小，这个事会影响你的生命往顶点冲，所以必须把这个戒了，并且好好吃药和锻炼身体，一切才能好。一年以后他又带别的病人来见我，已然长成高高大大的大孩子。但毕竟他开始得太早了，20多岁后，他又沉溺于此，于是湿疹复发，且在性生活上出现障碍。

孩子的青春期又叫作青春叛逆期，到这个时候，才是中国传统教育的重中之重，这是要出问题的时候，所以要教他"义理之学"，要有的放矢地教育，这就是我们古代的教育合理性，合什么理？合生命之理，合性命之理。要"阴阳和，故能有子"，这个时候，别以为男孩只有阳的发展才重要，而是阴阳和合才重要，阴和阳要共同生长，在这个时候，阴阳和合达到一个峰值，有阳的生发，也要有阴的收敛，所以这个时候不能是单纯地学习了，而是一定要开始引导，引导什么？引导他把生命能量放到正确的事情上去，不要太耗散他，如果这时"诲之以淫"，他就完了，先从气血上完，身体上完。

据说某大师年轻的时候，就有手淫过度的毛病，把自己的身体弄得一塌糊涂，后来靠学习经典的方法来自救，大彻大悟后更是精进，不仅学术上有成就，而且还很长寿。在《生命沉思录3》里，我是按人的年龄段去写的，说青春期的时候，是我们人生最璀璨的时期，那时温柔和残忍是杂糅在一起的。青少年，常常会在欢快和冷漠之间犹疑，也常常在善与恶之间挣扎，这种正反交错源于他们身体由于快速生长而造成的不平衡。他们在冲动中会集体犯错，可一个人时，他们又会出乎人们意外地有些善举，但又羞于让别人知道。在他们身上，腼腆和胆大妄为并存，温柔与野蛮同在，远古荒蛮的返祖现象与现代文明的虚假混杂在一起，这种杂糅，让他们身上既有迷人的气质，又有令人讨厌的东西。

其实，这一切，都是因为气血充盈贲张的缘故。由于天癸是在会阴处，也就是藏传佛学所言的"海底轮"启动，海底轮是生与死、恐惧、不安全感、疼痛、混乱和忠诚的交集。随着青春期的启动，人们便会生出对生命根基的恐惧和对上天恩宠的渴望。在此之前，人的自我意识和觉知并不丰富，所以，这一时期，也是生命的再生时期。善与恶，蜂拥而至，开始了对年轻生命最激烈的争夺。信仰与堕落也一起并存，被社会认可与自我质疑相互交集，所以，在最残暴的少年罪犯身上，我们常惊异地发现他对某一事物的无限温柔。所以，如何护佑他们的善，如何抑制他们恶的生长，是社会教化的重责。

所以我们要对孩子有一个清醒的认识，你看有的人特别残忍，可以杀很多人，但是这种人你用什么去打动他？用某一个小动物，他可能对这个小动物有无限的爱怜，从佛学上来讲，他可能就是从那个地界来的。他就是畜生类，他看着动物就高兴，看着人就烦，所以他会以杀人为乐。

我在中医药大学讲课的时候，开学第一讲，一定要讲："永远不要过早地规划未来，将来干什么，只有天知道。"我们现在很早就给孩子确立目标，孩子将来要干这个，要干那个，这就属于过度干预，其实这些跟你没有关系。以我的经历来讲，我本来是北师大中文系的，我一辈子就喜好文学，所以我报考大学时，只填报中文系，我不允许自己偏离人生方向，我认为坚持文学就是坚持灵魂的特立独行。没想到最后我被分配到了北中医，分到北中医后，我整整痛苦了10年，一边学医一边为背叛自己的理想而痛苦。后来生了孩子，我突然意识到了这个就是命，你就该干这个，于是就奋进起来，然后就在这方面成功了。其实大家都有梦想，如果追梦能和使命相结合，当然最好。但无论如何，要先强壮自己的气血，才能担得起这份梦想与使命。

二八一十六岁的时候，阴阳和，阴也生长，阳也生长，故能有子，所以"阴阳和"这三个字是大枢纽、大关键。阴阳和，故能有子，"能有子"，是说这个时候你的精子已经达到了阴阳合和的状态，但是不见得你现在要生孩子，因为身体的"阴阳合"，不见得有心智上的"阴阳合"，所以还要磨炼心智，才能为自己的孩子做榜样。我上一讲说了，男人生孩子，最好是三十六七岁的时候，生出的孩子，稳定性最高。孩子继承了母亲的智力，继承了父亲的意志力。男子到三八二十四岁的时候，身体最强壮；四八三十二岁左右，意志力最稳定。现在有的小姑娘喜欢成熟的男人，是她聪明的表现，她追求那种男人没有错，但是她忘了一些事，这些男人心智的完美全是他老婆调教培养出来的，你生生地去摘人家的果实就不对，最好还是自己调教出一个，才好。

> 三八，肾气平均，筋骨劲强，故真牙生而长极。四八，筋
> 骨隆盛，肌肉满壮。

"三八，肾气平均"，就是说这个时候生命气血达到了一个平衡点。"筋骨劲强"，中医就是这样，看到筋就要想到肝，看到骨就要想到肾，熟悉了这种中医思维，学起来就快了。肝肾强劲的结果就是："真牙生而长极。"男子生发在前，所以要靠时间把身体砸结实，所以最好发育慢一点，24岁开始冲顶，到32岁时，"筋骨隆盛"，就是肝肾水平达到了一个高峰。隆，就是大，为什么？汉字，左耳刀旁念"阜"，凡是从这个偏旁的都跟山有关，陵墓的"陵"是大山的意思。

下面我们讲"肌肉满壮"，我现在问你们，哪儿是肌，哪儿是肉？

西医关于肌肉的解释很多，人体肌肉共 639 块。约由 60 亿条肌纤维组成。中医理论中，肌肉，是身体肌肉组织和皮下脂肪组织的总称。简单说，肥的为脂，是肉，瘦的是肌，脂是水谷精微的精华。肌为肌腱，肉为膏脂。膏脂即"精"。肉，是肌的内在支持，肌，是肉的外在表现。中医说"脾主肌肉"，也就是说，肌肉的营养都是从脾的运化水谷精微而得。思虑过多会

销蚀肉，"精"销蚀了，肌也就无力了。

现代"减肥"这个词儿挺精准，减什么呢？减脂肪，这就出大问题了。如果说肌是用来支撑和完成人体运动的，那人体精华——脂肪，却是人的能量储备仓库，脂肪所处的位置都是最为重要的。比如心脏周围的脂肪有一种特别的能力，可以从血液中消除脂肪酸，并生成心脏肌肉作为燃料所需的脂质。几乎所有重要的器官周围都要有脂质保护，并作为加油站而存在，耗心力耗得太厉害时，人体就会自救，就会点燃这些脂肪。所以吃西药减脂的人，首先是摧毁人体加油站，继而五脏不保。总之，西医认为膏脂是重要器官的能量储备，中医认为膏脂是"精"。所以减肥在中西医眼里，都须慎重。其实西医还是讲道理的，只是卖减肥药的人坏。如果减肥若把减脂为目的话，生命就会出危险。因为它最终损伤的是我们最重要的一些器官，这也是为什么好多吃减肥药的女子突然得怪病、暴病，甚至暴死。

怎么做最减脂呢？应激反应最减脂。当人受到恐吓被追赶时，就会有应激反应。这时，人甚至会爆发超能量，比如说有的孩子被压到车下，妈妈为了救这个孩子，居然能把车抬起来。平常多少人都抬不起来的东西，此刻她能抬起来，是因为什么？就是五脏上的所有的加油站全体工作了，整个被她的精神点燃了，这就是加油站的爆发力。所以什么最减肥？爆发力最减肥，打球、踢球、打乒乓球都需要应激反应，这样才减脂。您天天跑步不减肥，就是舒服，舒服就是经脉畅通，经脉畅通人就舒服，但是实际上不太减肥，除非突然有一只恶狗追着你跑，那才减肥。

最为重要的是，中医对减肥的认知可能比西医高级——中医不认为肥胖是病，而是认为湿邪是病，而真正能改变湿邪的一定是真阳的强大，和阳气的充盈，一旦阳气充盈，湿邪走掉，人体就轻松、轻盈。而没有湿邪的胖子，面色红润，性情柔和，照样身轻如燕。

人体水液在人体三焦中分三种状态，《黄帝内经》说"上焦如雾"，就是水液在上焦是一种气化的状态，一般不会凝结，气化不足则成痰涎。水湿上泛的话，还会造成上眼皮肿胀和眼袋。"中焦如沤"，就是水液在中焦是一种沼泽态，如果脾运化不利，就会成为湿邪，一般中医会用白术等药专门鼓荡腰脐以利湿。"下焦如渎"，就是人体下焦是一种水沟般哗啦啦的状态，这里尤其需要小肠和膀胱太阳般的气化作用，才能不形成湿邪。所以，归根结底，祛湿全靠阳气足。气虚者必胖，越累，人越胖，越不吃，也会气虚。总之，湿重就会虚胖，中医讲究祛湿，不讲究减肥。

而且，古代人认为男子肥硕为有福气，是贵相；女子肥硕为富态，可助夫。现在富贵人家挑儿媳还是偏向要有富态的底子。在现实中，胖上司也可能比瘦上司好些，他不纠结，也似乎更愿意给你一个宽松的环境。一般而言，年轻时要在瘦上司手下过过手才好，被严加管教后才会懂规矩，然后再跟个胖领导，谋发展才好。胖子才懒得办培训班呢，他明白人性，只拣顺手的用，反正天下最不缺的就是人才！干得好的，一起发达；干不好的，乐呵呵劝退就是了。而有些瘦子领导呢，你若坏了规矩，即使你走了，他也断你后路。

再说下肥肉吧，到底该不该吃呢？我曾经参加过一次北京电视台对百岁老人的采访，百岁老人80%的人喜欢专门吃一样东西，就是红烧肉，而且专喜欢吃红烧肉的肥肉。红烧肉一般是用后臀尖，有皮有肉，很香。中医说"肺主皮毛"，肉和皮之间有一层筋膜，那个才是好东西。从中医上讲那个就是三焦，是气的通道。大家不要小瞧肥肉，肥肉吃起来香，是因为肥肉就是藏元气的地方。若是用来配种的猪，元气都耗尽了，所以它的肉是柴的，不香；而越香的肉说明这猪的元气越足。

有两种人特别爱吃红烧肉，一个是老人，一个是小孩。他们是靠本能而不是靠知识选择的，这也是养生的秘密。养生不是靠知识，而是要尊重本能。中国有一个说法，就是你生命里缺什么，就馋什么。我老讲课，讲课也是个力气活啊，开口神气散，元气就耗得厉害，所以我课后特别爱吃红烧肉，或牛羊肉。

"肌肉满壮"——就是该有肉的地方一定要有肉。古代挑儿媳妇的方法，第一条就是屁股要大，屁股大骨盆大，生育就少危险。现在男子"满壮"的不多，男子"满壮"，就是膀阔腰圆，大概军人里有吧。其实，男性和女性会因为生存需求的不同而产生不同的脂肪需求。女人分布在胸部、大腿和臀部的脂质，据说有益于孕育；而男性肚皮附近的脂肪对应激激素非常灵敏，可以快速释放出脂肪酸燃料，供肌肉和心脏迅速取用。可现在，男人的大肚子为什么却是很多疾病的潜在危险因素呢？可不可以这样看，过去的男人在狩猎或骑马时，有着麋鹿一样的速度，和奔牛一样的勇猛，而现在的男子则缺乏这种锻炼，他们的应激反应通常是缓慢的，或因焦虑而连续不断，脂肪细胞无以气化，而成为脂肪酸充斥在血液里，在没能及时供肌肉用之前，就直接进入了肝脏（肝主藏血）。由肝木克脾土而导致胰岛素分泌的混乱，最终导致高血压、糖尿病，甚至心脏病。反而大腿和臀部的脂肪堆积对人五脏的影响不大，因此患心脏病的风险要小些。

五八，肾气衰，发堕齿槁。

五八四十岁，男子肾气开始衰退，"发堕齿槁"是什么意思？头发代表生发力，齿代表生藏力，所以这个时候用这个词来表现他的生发和收藏都弱了，从来都不是一方弱，而是同时弱，别总问是阴虚还是阳虚，是一块儿虚。

如果看不懂《黄帝内经》，你就看不懂孔老先生那句话："吾十有五而志于学，三十而立，四十而不惑。"十五有志于学，就是男子在二八一十六岁时要把精力放到学习上，而不是性欲上，否则生命就会出大问题。"四十而不惑"，就是说男子这个时候气血开始衰退了，衰退了就要懂自保，自保就是不能再被外界迷惑了，要有点自己的主张了。

所谓"四十而不惑"的"惑",就是乱。人到中年,气血已走下坡路,就该知有所为、有所不为了,能放弃、能拒绝,其实就是定力。那些无意义的、浪费生命的事就该淡出了,比如无聊的应酬、虚假的调情,等等。此时该形成自己独特的风格了,喝自己喜欢喝的茶,穿自己喜欢穿的舒适的棉衫,沉醉于自己的爱好、兴趣,做自己喜欢做的事。

如果人到中年,还未老辣、还未纯真、还未发现自己、还不能坦诚地对自己和他人、还不能安守岁月、还不懂观风月而无言的玄机……就一定会"痒",因为此时气还旺,但血已略不足,气到血不到则痒,这时的"痒",就是"中年危机"。

六八,阳气衰竭于上,面焦,发鬓颁白。

这就是到"五十而知天命"的时候了。六八四十八,四十八"阳气衰竭于上",女子是六七四十二,三阳脉衰于上,面憔悴。男子是六八四十八,阳气衰竭于上,中国有一句话是"花不花,四十八",就是阳气衰竭于上的表现,肝气衰败,眼睛就花。"阳气衰竭于上"的,还有一个表现,就是记忆力衰退,还有就是面容憔悴,发鬓斑白,这些都是阳气衰于上的表现。

所谓"五十而知天命"——就是说,如果50岁了还怨天怨地怨社会怨命运,那真是没活明白。此时,你的天命已经经由你先前的挥霍折腾彰显得差不多了，四个生肖轮回已经完成了你的游戏、你的追求、你的实践、你的积淀。后半生该怎么过，过得好不好，都是自己的事了。

但，最可怕的还在后面。

> 七八，肝气衰，筋不能动，天癸竭，精少，肾藏衰，形体皆极；八八，则齿发去。

七八五十六岁，"肝气衰，筋不能动"，大事来了，就这四个字："筋不能动"，让男人无限感伤。男人最重要的一根筋就是生殖器。中医说"肝主筋"，肝气衰，筋就衰。先前说过，在中医概念里，凡生命中有弹性的事物均属于"筋"的功能，血管、子宫、生殖器、括约肌等都属于"筋"。膀胱主筋所得病，所以筋病统统跟阳气衰微有关。女七男八告诉我们，人的生命无非就是生发、生长、衰老、死亡这个节律，人，到老时容易生病，无非都是气血衰败的老病而已。

七八肝气衰，筋不能动，也就是容易出现阳痿，这件事对男人是一个很大的考验，有的男人一听就害怕了，说我今年正好是56岁，会不会完蛋啊。大家不要这么想，我们可以换一个说法，你哪年阳痿，你哪年就是七八五十六，你这么记就可以了。中国人在这个方面有点早，而且懂养生的人更惜命，早早就禁欲了。我记得有个黑人的部长来看这病，其实他和他太太都已经 60 多岁了，女方因为他阳痿了，很难过。因为我外语不好，就请了一个年轻医师给他看，年轻医师说这是好事，不行了就歇着，当场翻译立马就制止了，说不许跟黑人这么说。为什么呢？因为黑人他们认为 70 多岁照样能行房，60 岁停了这个事就不正常。而中国人认为这个是好事，老天都让你歇着了，你干吗还不歇着呢？！

男人一旦阳痿了以后，对老婆是无言以对，特难受，特内疚，要么认命，要么就开始变得脾气暴躁，所以女人最好在这个事上装点傻，不要刺激他。

更有些成功人士会在这时候找"小蜜"，一是在年轻女人身上可以得到慰藉，二是可以遮盖真相。到了老的时候，"不能做"和"不能想"完全是两回事，不是不能做就不能想了，不能做了，也许会更想，所以老年人的情欲，也许更炽盛。在日本，有些老人就热衷于"人体盛"，这个时候他的情欲，也许更加集中，他要通过眼耳鼻舌身意去感受，而不是通过身体，这是非常有趣的人类的文化现象。

这个时候"天癸竭"，就是那个门要关了，所以要记住人一辈子的生老病死，只要这门一开，人就往死道上走了，到"天癸竭"时就苟延残喘，不是说我把门关上了就好了，而是那个门，这时都破了，里面都没有东西了，所以是"精少，肾藏衰，形体皆极"。"极"就是顶点，为什么是顶点？"极"字从木音，"及"指房梁、屋脊。关于男子的最后一句是："八八，则齿发去。"所谓"齿发去"，就是生命的生发收敛全没了。《周易》为什么只有八八六十四卦，其实也是跟人体阳气运行有关，至此，阳气一转，命，也重新开始。其实讲《黄帝内经》，把第一篇讲全了，很多原理就都明白了，比如，《易经》《道德经》里面的很多东西就看明白了，这就叫"从医入道"，是捷径。

肾者主水，受五藏六府之精而藏之，故五藏盛，乃能泻。

肾主收藏，所谓"藏"，不是把东西收进来就叫"藏"，而是把收进来的东西都化成"精"，才叫"藏"，然后再运化出去，如此才能"五藏盛"，五藏都盛壮了，才能够疏泄。疏泄是有时间段的，什么时候开始疏泄，这个闸门什么时候开始开，是有讲究的。女子二七一十四岁，男子二八一十六岁，这个闸门才打开，打开这个闸门是有条件的，必须气化充足才可以。

还是用撒尿这事打比方吧。能撒尿这事容易吗？等你老了就知道了，要么淋漓，要么尿失禁。什么叫年轻？年轻就是"逆风尿一丈"，什么叫老了？老了就是"顺风尿一鞋"，你知道那个时候人多伤心吗？关于撒尿这个问题，西医和中医真的理解不一样。西医认为，肾属于泌尿系统的一部分，负责过滤血液中的杂质、维持体液和电解质的平衡，最后产生尿液经尿道排出体外，而膀胱只是个储尿器官。中医认为"肾与膀胱相表里"，"膀胱"不单纯是储尿器，而是有更大的作用。

如果你把《黄帝内经》看懂了，你会特别佩服古人，因为你不知道他是怎么知道的这一切的。首先，肾靠什么过滤杂质？尿液如何排出体外？中医讲膀胱为太阳经，没有膀胱太阳经气的气化作用，是无法完成排尿的。尿实际上都是膀胱气化喷出来的，不是像水那样流出去的。能"逆风尿一丈"，就是阳气足。"顺风尿一鞋"，稀稀拉拉，就是阳虚。

我再举个例子，大家都见过打点滴，为什么输血不能直接灌血，而是要一滴一滴地输血？如果滴得太快，生命就会有危险，知道为什么吗？因为只有经过你自己气化了的东西才是自己的，点滴药液、血液这些，对你的生命都是异物，快速滴进去你是没办法气化的，生命急于气化的就需要调元气上来，本身就是病人，元气就虚，点滴速度太快的话，人就受不了，浑身会感到越来越冷，甚至死掉。也就是说，再好的东西没经过你自己的气化，也不会变成自己的，所以说生命最重要一条，就是阳气的气化作用。

其实，天下的事就怕人琢磨，原先我在北京电视台讲《从头到尾说健康》时，有一件事深深地迷惑了我，为什么人体的毛大多长在人体前面呢？我琢磨来琢磨去终于琢磨透了，人体后背为阳，前面为阴，而只有气足、血也足的地方才会长毛，这就是为什么眉毛、阴毛、腿毛全长在前身的原因。这个时候你用《易经》琢磨，你就琢磨不清楚，你只能用《黄帝内经》琢磨。

因此，"肾与膀胱相表里"，是说肾若没有膀胱的气化作用，则完不成把物质变成精这个"藏"的功能。包括男人撒尿时会"抖机灵"这事也与此功能相关。小孩抖，是肾气不足以用，气血宝贵，此时都用于长身体，所以不会在撒尿上浪费；而老人抖，是肾气不足了，气血虚了。中年人气血充足，一般不会有这样。

而且，人受惊吓，或突然遭遇冷风，会起鸡皮疙瘩这事也是"肾与膀胱相表里"的表现，因为肾主战栗，膀胱主固摄体表，人受惊吓，肾气内敛，膀胱急于救里，皮肤就起粟米状。突然遭遇冷风是表受寒，少阴肾则出来救体表，人，则战栗。这跟先前说月经一样，只是血足，没有用，没有阳气的推动，月经照样下不来。从身体脏器的互助互动，我们就可以理解人的互助互动，从而理解为什么要感恩，如若没有别人恰到好处的帮助，我们的人生也不会完美。

今五藏皆衰，筋骨解堕，天癸尽矣。故发鬓白，身体重，
行步不正，而无子耳。

"今五藏皆衰"，"今"在此翻译成"如果"，如果五脏皆衰，筋骨解堕，天癸尽矣。由此，我们知道，天癸至，缘由是五脏皆强；天癸尽，缘由是五脏皆衰。天癸，这个生命能量源头的衰竭，导致我们发鬓白、身体重、行步不正，而无子耳。

男子的老病，跟这几条经脉相关，督脉、肝经、膀胱经。

首先是督脉，女子起于胞中，男子起于囊中，络循阴器，所以跟生殖系统相关。督脉从背部上行，上额交巅上，入络脑，所以跟腰、背及大脑有关，男子老时后背伛偻，称大偻症，老年痴呆也跟督脉阳气衰微有关。尾骶骨最下面的这个穴位叫"长强"。这个穴位有固精的作用，古代新婚之夜，男子若精不固，女子则要用簪子抵住长强穴来固精。否则丈夫若死掉，女子便成了寡妇。

男子的老病，还跟肝经有关。《黄帝内经·灵枢·经脉》中记载："肝足厥阴之脉：起于大指丛毛之际，上循足跗上廉，去内踝一寸，上踝八寸，交出太阴之后，上腘内廉，循股阴，入毛中，环阴器，抵小腹，挟胃，属肝，络胆，上贯膈，布胁肋，循喉咙之后，上入颃颡连目系，上出额，与督脉会于巅。"这句是说，肝经起于大脚趾上有几根毛的地方，环阴器是说男子阳痿早泄等症都跟肝气衰败有关。其中，腰痛不可以俯仰，也是肝病。

大凡生殖系统的疾病，不过是肝经、督脉、任脉、冲脉病，尤其妇科炎症最好不要沾西药。对女性来讲，整个的下腹子宫，它的本性为阴，其状态就为"腐"，所以对治它的就是"阳"，而西药是阴寒之物，西药认为妇科炎症是霉菌等，所以要杀菌，而中医从来不讲究杀菌，而是要改良产生霉菌的环境，环境改变了，自然霉菌不生。现在的妇女呢，性生活少，劳累、郁闷、痛苦，等等，这些才是造成阴寒病的原因。反复用抗生素，病就反复发作，只要你一累，情绪一不好，就发作了，所以妇科病等在西医那是最难治的。中医在这方面就很明白，比如肝血虚了，就会出现瘙痒等问题；阳气虚弱湿气重，则生囊肿；有寒，则容易生肌瘤。

再说肝癌，女人一般不得肝癌，凡是女人得肝癌的，这女人的人生一定有过大苦和大怨恨。男人比女人容易得肝癌，原因很简单，因为女子肝上的瘀毒可以通过月经排掉，而男人的怨怒和积毒，却没有出口，所以男人得肝癌的概率比较大。

而且肝经上行则入颃颡，颃颡也就是咽喉上缘，所以暴躁的女人易得甲亢，由颃颡再入脑，怨怒积于脑，则生脑癌，所以肝经的保养至关重要。而肝经的保养，主要在于情绪的中庸，不急不躁，不怨不怒，温柔和平，才是最重要的。

颃颡靠近鼻腔，而鼻子里流出来的东西有时是从脑子里流出来的，所以没事别老清鼻子。现在有一个取嚏法，没事就让你往外打喷嚏，老打喷嚏则对脑子有伤害。

其实中医有一个特别棒的东西就是经脉，把经脉真的读懂了，很多的事情我们自己在家就能解决。

男八，至此就算讲完了。总而言之，女七，是讲阴的规律；男八，是讲阳的规律。阴和阳都有生发、生长、壮大、低落之过程，阴生阳长，像两条并行的曲线，但有空间的差异，大家可以试着画一下。

六

——

天

寿

帝曰：有其年已老而有子者，何也？岐伯曰：此其天寿过度，气脉常通，而肾气有余也。此虽有子，男不过尽八八，女不过尽七七，而天地之精气皆竭矣。帝曰：夫道者年皆百数，能有子乎？岐伯曰：夫道者能却老而全形，身年虽寿，能生子也。

　　这一段，是黄帝听完女七男八后，不甘心，总想知道有没有什么办法可以超越一下这个规律。于是就有了后面这些段落。

　　关于男子的一生，孔子总结的三句话很到位，男人的一生远远没有女人的一生复杂，因为他的情感变化不大。第一句是"少之时，血气未足，戒之在色"。男女情爱对少年来说，是一个核心的东西，这时候你不用跟他谈事业，此时他还没有什么事业心。所谓戒之在色，色心，又称"淫根"，拦是拦不住的，因为，人，就是因父母一丝"淫念"而来的，所以，只需引导他自己守戒律，或用别的来替代，比如让他投入到学习当中，即可。

　　结婚以后行房叫正淫，而跟婚姻之外的人做爱就是邪淫。正淫不耗散身体，还补益身体，因为不必担惊受怕，因为有温暖的感情维系着双方。

　　少年的时候，不是正淫，也不是邪淫，属于暗耗。明耗，累了，就歇着了；暗耗，不知止。你可以拦着他做，但拦不住他想。所以气血不怕明耗，为什么？耗尽了就歇着，就怕暗耗，所谓暗耗肾精就是"想"，所以大家别忘了，"想"这件事，太可怕了。

"想"这件事可怕在哪儿？用中医的话来说，一句话，思伤脾，你看有的男孩精瘦精瘦的，你就知道他思伤脾，暗耗就是"痴"，痴念不断。

第二句是"及其壮也，血气方刚，戒之在斗。"壮年时人的气血正旺，遇到孬种就压不住火，所以就特别好斗，斗是壮年的特性。如果你的老公天天懒得要死，天天回到家以后，往床上一靠，他就已经没有壮年的斗志了，此人气血疲惫，可休矣。

前两天有一个中国女孩带她的外国老公来看我，他们问外国人的脉和中国人的脉有什么不同吗？没什么不同。我把过那个外国男子的脉，就暗中心疼这个中国女孩，反正老外也听不懂我们说话，我说你这个老公懒得要死啊！生活当中你可辛苦了。女孩眼圈红了，说，这都能把出来啊，他真的懒。其实，他这个脉象就是能不动就不动。脉，是气血的反应，而他的脉走到心那儿就没劲儿了，所以他归根到底是心懒，万事不操心，就知道玩儿。他老婆使劲地点头。我说这实际上不是病。按说一个西方的小伙子不应该有这种脉，中国男人都不会懒成这样。他虽说天性有点懒，但归根到底是你太能干了，从没给过他勤劳的机会。

壮年的时候就应该拼搏，就应该斗，但就怕"斗心不已"，停不下来。

人气血太旺的时候就有点收不住，容易闯祸，这就叫"嗔"，凡要强，都难免"嗔"。嗔，就是嗔怒、抱怨，自己有斗志，就瞧不起身边的人，就嗔怪身边的人。

第三句是"及其老也，血气既衰，戒之在得"。人老了，贪三样：贪好名声，贪长寿，贪财。老人的所谓贪财，就是只进不花。

我们一辈子，活在气血上，为什么说学《黄帝内经》重要？气血衰败时，人就胆小了。到老的时候学《易经》重要，还是学《黄帝内经》重要？其实，很多人学《易经》，无非是气血已败，想靠推算来逃避现实，年轻气盛时赚到的第一桶金哪一笔是算出来的！现在只想自保了，胆小了，才在那里算啊算的。而学《黄帝内经》，则是直视生命本质，是要弄明白这辈子到底怎么回事，要活个明白的态度。

> 帝曰：有其年已老而有子者，何也？岐伯曰：此其天寿过度，气脉常通，而肾气有余也。此虽有子，男不过尽八八，女不过尽七七，而天地之精气皆竭矣。

黄帝这个时候提出一个特例，你说八八六十四，好些人都不能再生育了，可是有些人76岁了，还生呢，这是什么原因？岐伯曰：此其天寿过度，气脉常通，而肾气有余也。天寿是什么？特简单，就是命数，每一个人的命数到底如何，这是老天决定的。人人想知道命，但人人不知命。有些人天寿过度，是因为他"气脉常通，肾气有余"。气脉不全指经脉，气脉和经脉是两个概念。经脉指后天十二经脉，气脉则指先天奇经八脉。

气脉，指中脉，这个就是下一节课要讲的东西了。所谓中脉，就是练功养生的要点，现在有人修藏密，藏密就是修三脉七轮，藏密是中间一条脉，两边各有一条脉，中脉就是最中间的这一条，百会对会阴，也就是我们原先讲的任督冲。第一篇文章只讲三个脉，任脉、督脉、冲脉，这是决定人生命、命数的大东西，为气脉，为先天；经脉指十二经脉，环绕四肢，为后天。经脉堵了，虽说影响五脏六腑，但它跟命关系不太大。四肢可以卸掉，但脏腑不能没有。中间脏腑和脑子才是你的命，四肢属于末梢，中国古代治疗癌症的方法，就是把癌都引到末梢，这样也许就是腿上一直溃烂，最后要么是痊愈了，要么就是把一条腿锯掉。缺一条腿不影响吃、不影响穿的，但要保五脏六腑。所以气脉常通，就是任督冲中盘这儿别憋着。肾气有余，就是要先天的元气过盛。所谓先天元气，就好比人在精卵结合那一瞬领的一罐煤气，这一罐气，貌似你随机抓的，但一定是老天给的。

有的人，这罐气是满的，有的人也许就半桶。半桶怎么办？就一个办法，少点火，养着，这种人，生出来就弱，但知道节流，好好养的话，就可以赖赖唧唧活百年。知道弱，就不逞强。而拎了满罐的那种人呢，天天大火，没事也燃着，谁叫我们家不缺钱呢，结果可能会早死。实际上，中医养生就三个字：别过用。过用就完了，情感过用，叫"爱得死去活来"，你听这个词，爱得死去活来，就是要命，就是情深不寿。我们之所以现在还没死，可能是因为没爱那么深，呵呵。

肾气有余，此虽有子，即便是有子，岐伯也说了，男不过尽八八，女不过尽七七，"尽"是什么？就是尽头。中国以"十"为圆满，那"八"之尽头不过八十；"七"的尽头就是七十。肾气有余的男子最终有子不会超过80岁，女子不会超过70岁。岐伯进一步解释就是，至此，"而天地之精气皆竭矣"——所谓天，就是阳；地，就是阴。天阳地阴到这个时间段，精与气皆竭。

中国文化有意思，为什么说60岁一甲子？我们现在都能活80多岁了，为什么60年一甲子？古代把十天干和十二地支相配后正好是60年一个轮回，然后又开始天干之"甲"和地支之"子"相配的新的一轮。天气、地气每六十年用尽，而重新再起，人的生命也是如此，60岁后不过余气耳，或开始得下一个甲子的天地之气。也就是当我们61岁时，得的是我们1岁时的天气、地气，再打个比方说，如果你20岁时曾生大病，那你80岁的时候一定生病，因为当时影响你生命的那个气又来了，20岁你能躲过的，未必 80 岁能躲过，这，就是生命的规律，这个生命规律暗藏在 60 年的甲子里。这也是《黄帝内经》五运六气的厉害。《黄帝内经》把 60 年的甲子中的五运六气全讲出来了，如果你们智商高，可以不听我现在讲的，直接按照五运六气去学，直接学后面的七篇大论，就能成神人。我现在都发愁，《素问》81 篇，我讲到五运六气时我也老糊涂了，咋办。

　　帝曰：夫道者年皆百数，能有子乎？岐伯曰：夫道者能却老而全形，身年虽寿，能生子也。

　　黄帝听到这儿，还是不死心，接着问："夫道者年皆百数，能有子乎？"这里，要注意他的修辞，"夫道者"，就是道行高的人，或修道的人。前面讲的都是我们这些普通人，普通人按女七男八的生命规律走；得道的人，会超越这个规律。"百数"，是以"百"来计数，这可不是活百岁以上的意思，而是活几百岁哦，这还不算，黄帝问："而且他们一直能生子吗？"

　　岐伯回答说："夫道者能却老而全形，身年虽寿，能生子也。""却"是抵御、排斥，是说那些得道的人，能够抵御衰老，并且保全身形不变，哪怕年岁很高，依旧可以生子。

　　什么叫得道？这就要进入下一个话题了。真正的得道者，没有年龄的局限，甚至是没有年龄的人，虽然年岁很高了，但身体如壮年，而且一直能生子。关于这种人，大多是传说，但有一位可能真不是传说：谁呢？孙思邈。我个人认为在中国医学史上，孙思邈是一个划时代的终结人物，就是说从他以后基本上没有什么医学大家了，他从医学建树及自身修养上面，都是成功的。据说，孙思邈（541—682年）活到141岁，唐太宗曾召孙思邈入京师长安，见到他70多岁的人容貌气色、身形步态皆如同少年一般，十分感叹，便道："所以说，有道之人真是值得人尊敬呀！像羡门、广成子这样的人物原来世上竟是有的，怎么会是虚言呢？"而且据说他120岁的时候又娶了妻子，怕年轻的妻子老无所依，依旧让她怀孕生子。孙思邈自己会用药，刚开始修炼时也吃过"五石散"什么的，后来他发现不对，又开始食用草木类的东西，而且他医术超高。大家都知道麻风病吧，孙思邈在书里面就说这些人是天生的得道者。社会不要他们，他们想入俗界入不了，孙思邈就认为这些人是先天的得道者，于是就带着他们进山里修行，同时给他们治病，最后他的治愈率达到了3%，这相当了不起，因为这是一个免疫系统的病，基本上很难做到全部治愈。

《上古天真论》从这里开始，提出了普通人和得道之人的差别。这个也是《黄帝内经》第一篇结尾处的大问题，《上古天真论》最后把笔墨落在了一些奇特的人身上，从这儿开始，真人、至人、圣人、贤人开始出现了，他们到底是怎样的人呢？一般人讲《黄帝内经》后面两段就都略过去了，我们不能不讲。

七

——

真人、至人、圣人、贤人

　　黄帝曰：余闻上古有真人者，提挈天地，把握阴阳，呼吸精气，独立守神，肌肉若一，故能寿敝天地，无有终时，此其道生。中古之时，有至人者，淳德全道，和于阴阳，调于四时，去世离俗，积精全神，游行天地之间，视听八达之外，此盖益其寿命而强者也，亦归于真人。其次有圣人者，处天地之和，从八风之理，适嗜欲于世俗之间，无恚嗔之心，行不欲离于世，被服章，举不欲观于俗，外不劳形于事，内无思想之患，以恬愉为务，以自得为功，形体不敝，精神不散，亦可以百数。其次有贤人者，法则天地，象似日月，辨列星辰，逆从阴阳，分别四时，将从上古合同于道，亦可使益寿而有极时。

　　得道的人什么样呢？大家看到这里，就知道修道在中国自古有之，而且极有系统。

　　《黄帝内经》到底是一本什么书呢？医书？真不全是，西医的书讲肌肉组织、细胞、基因等，但《黄帝内经》讲医理，必须先从天地阴阳之理入手，否则就只是皮毛论。第一篇《上古天真论》，第二篇《四气调神大论》，从题目上你就该领悟中医文化的特异与奇绝。它以一种恢宏的气势在谈论宇宙与人体的相关性，光学习这第一篇就已经让我们眼花缭乱了，结尾处这部分就更加让我们迷惑了，世界上真的有神人吗？

这一段不再是黄帝与岐伯的对话，而好像是黄帝的自言自语，"余闻上古有真人者"，就是黄帝曾听说上古有真人、至人、圣人、贤人，说他们本领如何高强等。大家不要小看这段话，其实这段话可以说是人类对生命追求的极致。现代人对今人追求长寿不觉得可笑，却觉得古代炼丹等长生术可笑，觉得黄帝追求真人、至人等境界可笑，就是今人的无知与无明。黄帝是中国历史上最伟大的人物之一。他对中国文化的建树是非凡的，他对真人、至人等的追求和向往，是一个值得深思的文化现象。

其实，这种追求也影响了中国大众对生命的另类追求，比如，中国曾有过炼丹热、气功热、修炼热、辟谷热……更有一众人在狂热地追师父，形成"仁波切热"。但这里有个严肃的问题：假如我们的内心还在无明中，我们靠什么来辨别自己追的是佛还是魔？再说，古代哪有追师父的？都是师父在找高徒，如果随随便便收了一帮乌合之众，连个会问问题的都没有，这师父估计也了然无趣，还不如自己待着好呢，至少修个清静。无明病是最可怕的，若有一个人无明还整天说他的师父是全世界最高级的。我要是他师父，我都会脸红。他盲人一般的人，凭什么判断我是最高？他能看出我最高，想必他已然比我高……所以，还是喜欢《红楼梦》里贾惜春的那句话：我清清白白的一个人，为什么教你们带累坏了我？！好些人拿不出贾惜春这股子冷劲儿，若真拿出点惜春的劲儿来，你就活好了。别人要拽你参加这个，参加那个不太好的活动，你就甩出贾惜春这句话：我清清白白一个人，为什么教你们带累坏了我，我才不跟你们一块儿玩呢！所以《红楼梦》里面的人就说，你这孩子真不会说话，但是也不敢惹她。现在的人，就缺这股气儿，就缺这口能让人人清白活着的冷峻劲儿。

中国式修炼，简单地说，就是修中脉。有两种宗教最讲究肉身，一是道教，二是藏传佛教。我特别建议大伙儿回去读一本书——《西游记》。《西游记》写得太棒了，开篇孙悟空刚刚拜菩提老祖的时候，老师一言不传，孙悟空与众师兄学言语礼貌，讲经论道，习字焚香，每日如此。闲时即扫地锄园，养花修树，寻柴燃火，挑水运浆，如此干了7年的活儿。看，又是"7年"，这是告诉我们，要修行，得先用7年化气血，化性情。突然有一天，菩提老祖问了："你来了几年了？"孙悟空说："我也不知道，只记得灶下无火，常去后山打柴，见一山好桃树，我在那里吃了七次饱桃矣。就是来了七年了吧。"祖师道："道字门中有三百六十旁门，旁门皆有正果。不知你学哪一门哩？"悟空道："凭尊师意思，弟子倾心听从。"祖师道："我教你个'术'字门中之道如何？"悟空道："术门之道怎么说？"祖师道："'术'字门中，乃是些请仙扶鸾，问卜揲蓍，能知趋吉避凶之理。"悟空道："似这般可得长生吗？"祖师道："不能，不能。"悟空道："不学，不学！"

祖师又道："教你'流'字门中之道如何？"悟空又问："'流'字门中

是甚义理？"祖师道："'流'字门中，乃是儒家、释家、道家、阴阳家、墨家、医家，或看经，或念佛，并朝真降圣之类。"悟空道："似这般可得长生吗？"祖师道："若要长生，也似壁里安柱。"悟空道："师父，我是个老实人，不晓得打市语。怎么谓之'壁里安柱'？"祖师道："人家盖房欲图坚固，将墙壁之间立一顶柱，有日大厦将颓，他必朽矣。"悟空道："据此说，也不长久，不学，不学！"祖师道："教你'静'字门中之道如何？"悟空道："'静'字门中是甚正果？"祖师道："此是休粮守谷，清静无为，参禅打坐，戒语持斋，或睡功，或立功，并入定坐关之类。"悟空道："这般也能长生吗？"祖师道："也似窑头土坯。"悟空笑道："师父果有些滴淡，一行说我不会打市语，怎么谓之'窑头土坯'？"祖师道："就如那窑头上造成砖瓦之坯，虽已成形，尚未经水火锻炼，一朝大雨滂沱，他必滥矣。"悟空道："也不长远，不学，不学！"

你看，猴子都知道若不能解决根本的生死问题，就都不学。占卜不学，辟谷、打坐、静坐、入定等统统不学。总之，不根本、不究竟的，不学。最后师父只好半夜传了个"显密圆通真妙诀，惜修性命无他说。都来总是精气神，谨固牢藏休漏泄。休漏泄，体中藏，汝受吾传道自昌"的真功。

说件真事吧，有一年文化和旅游部请我去法国讲学，讲完了以后，有一个瘦小的法国男人说，曲教授你讲得特别好，《黄帝内经》确实是中国了不起的一本经典，但有一本经典你没有讲，就是《素女经》。您能讲一下如何"采阴补阳"吗？这可是有点挑衅哦，可这个怎么能难倒我呢？给中国人争脸是我的职责啊。我说："这位先生你太棒了，你居然知道《素女经》。而我之所以不讲《素女经》，真的是怕伤了法国男人的心。为什么呀？那个是中国专门讲房中术的，但所谓的"术"都是要练的，所谓房中术"采阴补阳"，要看你靠什么来采？就是你先要练成一边撒尿一边能把尿吸回来的本事，我就给你讲。"那法国男人听呆了，他以为中国男人全会这一套呢。嘿嘿。其实，真正的"采阴补阳"不是这么回事，回头我会从医理上诠释怎么理解"采阴补阳"。

现在有人在给一些女企业家讲房中术，我说你害死她们了，他说她们愿意听啊。我说她们愿意听什么啊，你这是让她们更加的没着没落。她们的老公又不理她们，不跟她们在一起生活，你还教她练房中术，让她空练一身本领，没地儿用，害死人了。我的原则是好好学《黄帝内经》就成了，没必要学什么《素女经》。

总之，中国文化是有实证的，真实无虚，但要实修。总之，所谓修炼成功的第一个标志就是第二性征发生改变：男子命本，在肾在精，以炼气为要点，所以关键是"无漏"，当精气满盛，不下泻，必上冲脑部，此时会出现耳闻风声、脑后震动、脐下潮涌等异象，丹道家称其为"活子时"或"还精补脑"；女子命本，在肝在血，以炼形为要点，丹道家认为乳房为血的本元，童女无乳是因为阳气内敛，女丹功当先守膻中，膻中为气海，喜乐出焉。

又认为经血也是由清气所化，浊血越多，清气亦缺乏，所以他们认为女子应当修炼不使清气变化浊血，月经自然断绝。这样便使生命因修炼而变成童体，或驻颜术，或"马阴藏相"，或长生不老……童体在内丹家那里，就是"阴阳合和"，就是男子守住了元精至阳之气，女子守住了真血至阴之气。这里的修炼只是大概介绍一下，让我们体会古人对生命的探索精神以及独特视角。

> 余闻上古有真人者，提挈天地，把握阴阳，呼吸精气，独立守神，肌肉若一，故能寿敝天地，无有终时，此其道生。

▶ 上古"真人"有四点特征。

真人到底现在还有没有？文章已经给你界定好了："上古有真人"。什么叫真人？就是不假修为，根本就不需要修的，天生的。

真人什么样？"提挈天地，把握阴阳，呼吸精气，独立守神，肌肉若一，故能寿敝天地，无有终时，此其道生。"这些，翻译呢，不必翻译，但若讲呢，不太好讲。

真人，第一是"提挈天地"，天地是什么？天地就是阴阳，真人就是天地阴阳全在掌控之内，我现在问大家，"把握阴阳"这事，谁能给我举一个实例？"把握阴阳"一定是用手，把阴阳握在手里，小孩出生"握固"，那也叫"把握阴阳"。真人就似小胎儿，呼吸精气，呼接天根，吸接地脉，大拇指掐在无名指根处，就是一阳初起，这是肝经的起始点啊，所以又是子时，"子"又是十二地支的开端。

你们看过算命的吧？只要一看手，他马上就能知道一些事，知道为什么吗？秘密就藏在手指头上，子、丑、寅、卯、辰、巳、午、未、申、酉、戌、亥，十二地支尽在手中，就叫"把握阴阳"，天地全在手里啊。子，在无名指指根处，往上一节就是丑，如此推下去，无名指、中指、食指三根手指头上正好排满十二地支，这就是中国文化的妙处，三根手指头，可以把脉。在民间传说中，有的人也可以算命，更可知天下。

真人，第二是"呼吸精气"，就是不吃不喝，只呼吸精华。这世上谁能只呼吸精华呢？胎儿啊，所以说胎儿即真人，胎儿不食人间的任何东西，直接从母体接受精华。所以怀孕对母体的好处是什么？是整个气血的大换新，而母亲的气血不足也会使胎儿先天不足。再者，人类有情绪问题，这也是胎儿致病的原因。

第三是"独立守神"，这一点非常重要。胎儿若受外界一丝干扰，整个系统都会出错，所以母体的温柔安静对胎儿的"独立守神"是最大的保护。

第四，"肌肉若一"。这也是真人所唯一具备的，至人、贤人等都没有的特性。普通人是，肌是肌，肉是肉，是一种分离的状态，而真人不是，《黄帝内经》认为他是一种混沌气化状态，正是这种状态使他能够"寿敝天地"，即寿命与天地同长，甚至比天地长久，就是"无有终时"。闻听此说，下士必大笑之。其实，胎儿从精卵结合到成人，几乎是人类几亿年进化史的演化，从细胞，到脊椎动物，再到人，胎儿用十个月的时间走了人类几亿年的路，这，就叫"寿敝天地"。这十个月当中，大人绝不能干扰他，为什么刚开始怀孕的时候母体老困？就是因为孩子需要，妈妈你静点，别闹了，赶快把气血都给我，你供养不足你就困。最后这句"此其道生"，这叫道生，即他是循道而生的。

中古之时，有至人者，淳德全道，和于阴阳，调于四时，去世离俗，积精全神，游行天地之间，视听八达之外，此盖益其寿命而强者也，亦归于真人。

"中古之时，有至人者"，首先时代变了，从上古到了中古，人也就变了。黄帝给这时代的人起了一个新名称——至人。至人的第一个特点是"淳德全道"，即德行淳厚、道行圆满，即德不厚者不能行道。后人求聪明，古人求德厚，这是很重要的差别。

至人的第二个特点是"和于阴阳，调于四时"，他已不如真人的"把握阴阳"了，而是"和于阴阳"，把握不了没关系，知道应和阴阳之消长，调于四时之寒温，也是高人。

至人的第三个特点是"去世离俗，积精全神"，"去"是离开的意思，也就是说至人还得远离世俗，可见世俗耗人精神，所以只有远离世俗，才可以积阴精而全阳神。

最后是至人能够"游行天地之间，视听八达之外，此盖益其寿命而强者也，亦归于真人"。至人积阴精全阳神，则能游行天地之间，指至人可以出元神，视听八达之外，指至人耳聪目明无障碍，有人会质疑真有这样的人吗？老祖宗写过这样的人，就是孙悟空，一根毫毛就是一个生命，这就是出元神，现代技术叫作"克隆"。所以，好多事我们得长远着看，才能慢慢看明白一点。

所以《黄帝内经》第一篇，几乎要把人间的事都说透了，很多事，看不见，未必没有；看得见的，未必真实。我们先不妄言。最后说至人"盖益其寿命而强者也，亦归于真人"，是说这些人也归属于真人，但不是真人，他没有真人的本领高，他后天还得修一修。

其次有圣人者，处天地之和，从八风之理，适嗜欲于世俗之间，无恚嗔之心，行不欲离于世，被服章，举不欲观于俗，外不劳形于事，内无思想之患，以恬愉为务，以自得为功，形体不敝，精神不散，亦可以百数。

"其次有圣人者"，这是到圣人了，"处天地之和，从八风之理，适嗜欲于世俗之间，无嗔恚之心"——这就是得按照人的面貌去生活了。但这种人能和光同尘，所谓"和光同尘"，就是光来了我是光；尘来了我是尘，没有分别的心。虽有人间嗜好欲望，但无嗔恚之心。"行不欲离于世，被华章，举不欲观于俗"——行为举止不离绝于人世，虽身披华服，但举动不被世间所惑。关于身披华服这句我稍微说一下，不知大家如何理解菩萨像的璎珞满身这事，佛教七宝，不是世间金银，而是象牙、珊瑚等，这些犹如自身拥有的高贵品质，而不是世间俗念追求。

"外不劳形于事，内无思想之患，以恬愉为务，以自得为功，形体不敝，精神不散，亦可以百数"——凡人呢，都是外有事务而劳累身体，内有忧患而劳累心灵。圣人则"以恬愉为务"，精神是安静的，神情是愉悦的，"以自得为功"——自得，就是自在，就是形与神的高度统一。我们普通人的不自在是缘于欲望与肉身的不匹配，要么身强命不强，要么身弱担不起欲望。圣人呢，因为自得自在，而形体不衰敝，精神不散乱，也可以活得很长寿。

其次有贤人者，法则天地，象似日月，辩列星辰，逆从阴阳，分别四时，将从上古合同于道，亦可使益寿而有极时。

最后一类是贤人，贤人者，法则天地之清宁，象似日月之沉浮，辨列星辰之盈缩，逆从阴阳之消长。他们能分辨四时的寒温，能效法四时的开阖，能依从上古真人之道，如此这般，也可使他们益寿，所谓"益寿而有极时"，是说他们虽然长寿，但他们的寿限是一定的，终归不能长存于世。

下面是我的总结：真人是道生，至人是全道，圣人是从道，贤人是修道。由此看来，道家始终把修炼实证经验作为人格层次的划分依据。而儒家把人分为圣人、君子、小人，是以心性觉悟程度和道德标准为基础，至高无上、难以达致的理想人格为圣人；在现实可实现的完美人格为君子；与君子之道相悖的人格为小人。我们先不必谈圣人，只谈君子和小人。在孔子眼里，君子所具备的优秀品质包括：仁、智、勇的统一；正直与诚信兼具；明晰义利之辨；有中庸之德；肯于内省，见贤思齐；等等。而"小人"的人格内涵包括三层：第一，一切为君子所不齿的品行均为小人所属；第二，集中体现了体力劳动者的价值取向；第三，以形而下的追求为人生根本。

而中医，也就是《黄帝内经》，则按阴阳、五行属性来把人分类。比如《灵枢·阴阳二十五人第六十四》，按五行把人分类，《灵枢·通天第七十二》则按阴阳把人分类。我们在此讲一下《灵枢·通天第七十三》，其中说："盖有太阴之人、少阴之人、太阳之人、少阳之人、阴阳和平之人。凡五人者，其态不同，其筋骨气血各不等。"

太阴之人，贪而不仁，下齐湛湛，好内而恶出，心和而不发，
不务于时，动而后之。此太阴之人也。

太阴之人首先是"贪而不仁"，冲这四个字，就可以认定太阴之人是做大事的，比如高官。贪，是欲望高。关于"不仁"，老子有句话："天地不仁，与万物为刍狗，圣人不仁，以百姓为刍狗。"我们老百姓总希望别人"仁爱"，其实是我们心力弱和自私的表现。天道"不仁"，人道才讲究"仁"。所谓天地不仁，就是该杀就杀，该罚就罚。领导者如果不懂不仁之道，当不了大领导。什么叫该杀就杀？比如有块地旱了，你祈雨，老天未必听你的，老天有大格局，该救的救，不该救的，理都不理。所以大家不要看到"不仁"两个字就心生厌恶，老天自有天意。

"下齐湛湛"，是指对底下人要求很严格。"好内而恶出"，是只喜欢收不喜欢往外拿。由此，我们要明白这个"太阴"，总是收啊收啊，阴就是收。"心和而不发"——指心里面挺平静，从来不发作，沉得住气，太阴之人是最沉得住气的人，当官者都应该"喜怒不形于色"。我们普通人，高兴不高兴，都挂在脸上。"不务于时，动而后之"——是说这种人目光长远，不汲汲于当下，不随大流。全都动了我才出动，看清局势才出手，总是后发制人，所以，这种人不好惹。

少阴之人，小贪而贼心，见人有亡，常若有得，好伤好害，

见人有荣，乃反愠怒，心疾而无恩。此少阴之人也。

少阴之人，就是小人，太阴之人是大贪而不仁，少阴之人是"小贪而贼心"，不敢大贪，贼心就是偷偷摸摸，总干见不得人的事。"见人有亡，常若有得"——你看这话说得多好，就是看见别人倒霉了，他内心就快乐。"好伤好害"——是说这种人就喜欢伤害别人，出言都是冷语。"见人有荣，乃反愠怒"——是说这种人见不得别人的好，别人一好就嫉妒。"心疾而无恩"——是说这种人特别好嫉妒，从来不知道感恩。学点中国文化就是好，原来人性与阴阳相关。少阴之人在现世很多，就是不懂得感恩的人。作为施恩的人不该求感恩。但受人恩惠者至少不能反过头来害恩人。现在大家学《黄帝内经》了，知道少阴之人是小人，躲开就是了。

太阳之人，居处于于，好言大事，无能而虚说，志发于四野，

举措不顾是非，为事如常自用，事虽败而常无悔。此太阳之人也。

如果说少阴之人属于不要脸，那太阳之人就属于脸皮厚的。"居处于于"——"于于"是什么？"于"就是大，是说这种人好住大房子，房子和周边环境太局促会让他憋屈。"好言大事"，就是在太阳之人那儿，什么

都得大，住的房子得大，说的事儿也得大，成天"无能而虚说"。您看《黄帝内经》总结得多好，我们在生活中总能看到这种大忽悠，他们本事不大，但志向高远，就是"志发于四野"，宇宙上的事儿也敢谈，但"举措不顾是非，为事如常自用，事虽败而常无悔"——是说这种人做事没有是非对错，天下无事不可为，成天自己骗自己。事情失败后也没有悔恨之相，属于屡败屡战型，其实就是脸皮厚。

有时候，看《黄帝内经》，像看一本小说，写人颇形象。此太阳之人，可以跟他喝酒，但不可共事。比如今天你要弄个饭局，而自己又懒于应酬，就请这样一个人好啦。有他在，饭局就会热闹，都看他表演好了。他唱啊、跳啊、说笑话，总之他什么都会，热闹完了，就完了。

> 少阳之人，諟谛好自贵，有小小官，则高自宜，好为外交
> 而不内附。此少阳之人也。

少阳之人，这种人也是小人，如果说少阴之人是暗中使坏的小人，那对少阳之人这种小人，你就直接跟他说，离我远点！

少阳之人"諟谛好自贵"，是说这种人特别拿自己当回事，对别人是万般瞧不起。"有小小官，则高自宜"是说他若当了班长，或者小组长这种小屁官，他就天天开会来提醒你他是小组长，非得指挥你干这干那，一丁点

小权力都得拼命用。其实，见这些人，还不如见一个太阴之人，至少你还能跟他学点什么。"好为外交而不内附"——是说这种人成天到晚巴结别人，对家里人特别刻薄。你看《黄帝内经》形容得多好啊，难道自古就有这种人？

最后我们说阴阳和平之人。

阴阳和平之人，居处安静，无为惧惧，无为欣欣，婉然从物，或与不争，与时变化，尊则谦谦，谭而不治，是谓至治。

最后一种人是最可贵的，我们争取都做这样的人。这种人叫阴阳和平之人。这种人"居处安静"，能安静，是素养，是心灵和肉身的合一，是"形与神俱"，是对世界的不争和倾听天籁的保障。"无为惧惧，无为欣欣"——不惧怕，也不狂喜，在一个通透的人眼里，这世界有什么可怕的呢，又有什么可狂喜的呢？在世界的本来面目里，保持微笑和悠然是多么重要和高级的品质啊。

后面这句就更高级了，"婉然从物"——我经常给人题写这句话，什么是"婉然从物"呢？好比"水"，你拿一个圆盘子来，这水放到里面就是圆的，拿一个方碗来，水就是方的，这，就是婉然从物。我永远是我，但我不跟环境较劲，什么环境我都能适应，这不就是"和光同尘"吗？别总指望改变环境，保持自我的本性的始终如一，才是最主要的。

"婉然从物"比"随遇而安"的境界要高，一个是主动，一个是被动。而后面的"或与不争，与时变化"，就是对"婉然从物"的进一步解释。"争"就不婉然，就是拧巴，而"从物"就是"与时变化"，跟时代走，而不是跟现实走。现实是局促的，而时代是宽广的。就像现在天天有人问，现如今外面养生方法那么多，听谁的？谁的都别听，跟天走，别跟人走。跟经典走，别跟人走。就好比今天立秋了，就好好歇着，想吃红烧肉就好好吃一顿，安安静静地休息，就叫跟天走。若跟人走，他老不让你吃红烧肉，而你又纠结于吃与不吃，生活因此就暗淡了。

形容阴阳平和之人的最后一句是："尊则谦谦，谭而不治，是谓至治。"这是说这种人虽然很尊贵，脸上有威仪，但内心一定要谦虚。从来不摆架子，没什么架子好摆，这世界离了谁都行。"谭而不治"，谭是深，通"水潭"，这句是说，这种人总是深邃而不乱，对事物不干预，只静观，这就是最高的境界。

《上古天真论》结尾处写了真人、至人、圣人、贤人，让我们知道了我们很难达到的境界；但《通天》这一篇，以少阴之人、太阴之人、少阳之人、太阳之人，告诉了我们人性的毛病和弱点，也为我们指出了阴阳和平之人的美好。

我说过，我们很难改变世界，我们唯一能做的，是让自己每天进步一点，变得美好一点。而且，《黄帝内经》第一篇告诉了我们女七、男八的生命规律，这使得我们每天的努力又有了准则。我们没有理由懈怠自己，我们必须进一步地学习，也许，等学完了这本经典，我们就真的成了阴阳平和之人。那样，我们就真正领受了经典的慈悲，生与死，已不足挂齿。

五行之用的核心在于什么？

在于中庸。

过和不及都不可。

人生不过"气血"二字。

你太过，是你收不住；

不及，是你提不起来。

只有恰到好处，

才是生命的最好状态。

四气调神大论

从今天起，我们讲《四气调神大论》，在《黄帝内经·素问》当中，能称之为大论的没有几篇，所以，这篇是非常重要的。

首先，我们解释一下题目。除了"大论"两个字，这里面还有两个字是需要注意的，一个是"气"，一个是"神"。

这一篇，若粗略看过去，则不过是讲春三月、夏三月、秋三月、冬三月，你会问干吗不叫"四季调神大论"。事实上，中国文化当中，气、神、阴阳、五行这些，才是核心概念。我们学习《黄帝内经》，最重要的是要建立起一种思维模式，这种思维模式的要点，就是我们不能只看事物的表面，而是要看到气、神、阴阳、五行这些层面。

先说气，比如说看人，我们现在还局限在看相，但如果你看到了气的那个层面，你便深入了一层。一个人一出场，为什么招你喜欢，为什么招你厌恶，关键在"气"，所以，我们中国人在谈一个人的时候，经常说"气质""气场"。有的人经常不理解，那些成功男士身边的女人，长相不如你，身材不如你，觉得你可取而代之，那你就错了。那男人依恋的是这个女人的"气"、爱慕的是这个女人的"场"，你那种生瓜蛋子的嶙峋美，和贪婪的欲望，对他来说没有意义。

再说辨阴阳，有的人一见到女人，就说是"阴"。错了，她如果是女汉子，就是阴中有阳，而且"阳"是她突出的一面。所以看阴阳，还要会辨识真阴、真阳。项羽表面上很"爷"，但骨子里有"妇人之仁"，而表面上特别"娘"的男人也未必是真阴。他若骨子里狠毒、强硬，便是假阴真阳。

再说辨识五行，所谓木、火、土、金、水到底是什么意思？在中国，有一本非常重要的经典叫《尚书》。《尚书》是最早论述五行的，它说"木曰曲直，水曰润下，火曰炎上，金曰从革，土爱稼穑"，从一开始就告诉你，你不要把五行当作五种物质，所谓五行的"行"，就是道路通衢，是行动的方向和状态，而不是五种物质。因此，五行，是古人归纳出的事物的五种运动方式、运动状态，以及我们看待事物的五种方法。

所以，在讲正文之前，先讲一下五行。

1.何谓"木曰曲直"？

木的本性应该是什么？是直。这是说它的条达之性，凡是木，都无法阻挡它上行的趋势，这种上行的趋势即是条达之性。

何为曲？我姓曲，所以对"曲"字颇有研究，"曲"字，像一个人托起的大木碗，是有担当的一种象征。同时这个"曲"又代表弯曲。"木曰曲直"，直，代表条达上升，而曲，则代表年轮的力量，也就是木横向发展的力量。没有曲，木条达太过，则木易折。任何事物的成长都不可能是一条直线，而是盘旋式地上升。生命的基因也同样是螺旋式上升，这是万事万物的一个本质特征，没有"曲"的积累，"直"就是危险的。

在中医里，肝对应木性，肝的运动方式就是"曲直"，如果一味地生发，里面则缺乏营养，里面就是空的，就是"肝阳上亢"，人就会头晕。所以，所有的成长，都应该是攒着劲儿往上长的。

古人擅长"打比方"，"木曰曲直"也是在打比方，是说木性有相反的两个特性，一个是上升的特性，一个是横向发展的特性。我们不妨再用今人所用的暖气片来比方下什么叫"木曰曲直"，取暖，若只用直管，屋子会快速地热起来，一旦撤了火，又会快速地冷下去，而盘绕成暖气片，就可以慢慢热起来，也容易保温。暖气片的直管就好似"木曰曲直"的"直"，而暖气片就是"木曰曲直"的"曲"。"曲"，指的就是肝藏血的特性，属于"藏"，能藏，则能持久。

在《灵兰秘典论》里，又说"肝者，将军之官，谋虑出焉"，这个比方也好，将军一定是有勇有谋的，勇就是"直"，谋就是"曲"，谋略越精湛宽泛，勇就越有的放矢，越有良效。而中医最终给肝定性为"厥阴"，也是强调它阴性的、收敛的、转变的特性，而不是它生发的特性。所以，不明肝之"曲直"，则无以用肝，也治不了肝病。

2.何谓"水曰润下"？

水也有两个特性，一个是"润"，一个是"下"。这就是中国文化看待问题的方法，它一定不是看事物的单一性，而是看它的多面性，我们学中国传统文化学什么，就学这个，学习它思维的灵活多面性。下，是指水往低处流，但水的润性，又是什么意思呢？"润"因何而来？

水的润，在于温。不是水能润你，而是水产生的气才能润你。泡在冷水里，人就润不了，只有温润之气才能让你毛窍全开。在中医里，水对应肾，肾在我们人体的最下部，肾水像《易经》之坎水，坎卦是上下两个阴爻，中间一根阳爻，阴爻代表水，阳爻则代表真阳之气，所以坎卦的真正意义是外阴而内阳，没有阳气的鼓荡，水就没有灵性。肾水若一直"下"，人就特别容易腿肿脚肿，但生命的本性是不允许这种病态的，改变这种病态的就是水的温润之性。水温润，则上行，人就不会腿肿脚肿。小孩阳气在腿脚，所以小孩没有这毛病。人老了，阳气不足，且阳气全在上面保护五脏，所以就顾不得下面，就会出现腿脚肿胀。还有一句话就是"男怕穿靴、女怕戴帽"，是说男人阳气一旦不足了，就固摄不住水的下流，生命就会出危险。女怕戴帽，是说女子阴重，一旦阴邪上侵"诸阳之会"的头部，也就危险了。这就是为什么女子怕脸肿、头肿，男子怕腿肿、脚肿的原因。我们懂得了这些医学常识，才能照顾父母，否则就是瞎忙。

进一步讲，水的本性是往下走的，但生命之理，一定要反其道而行之，要用它的温润之性使它上行，这才体现生命的力量。肾水本下行而能上行，心火本上行而能下行，就是"心肾相交"，这就叫"反者道之动"。天地也如此，地气上行，天气下行，才能云腾雨雾，才能生发万物。现在可好，地上全是大棚种植，隔绝了天地相交，地气不升，上应白露不下，土地，能不干旱吗？！

再者，肾水升腾，还有一个重要的表现，就是"肾液为唾"，现在人口干舌燥，就是肾的润上功能丧失，也就是阳气不足，寒水不润。

所谓学中医，就得医卜星象无所不知。坎卦的那一根阳爻叫"真阳"，有这一根"真阳"，水才能够蒸腾。嘴巴有唾液这事儿，就是由真阳决定的，所以，干燥症不是缺水，而是真阳虚，因此治疗此病，一味地滋阴，就是方向性错误。

运动能使你出汗、能祛湿的原理也是如此，运动造成了阳气的活跃，故而也造成了水湿的流动。运动量加大，肺活量就大。肺主皮毛，皮毛宣散，人则流汗，湿邪也随之走掉一些。但如果五脏阳气不足，一味地运动出大汗，血汗同源，不仅湿邪去不掉，还会伤害身体。所以，即便是锻炼身体，也得阳气足，否则，就是干耗，那些跑着跑着就猝死的人，就属于大汗亡阳，心液急夺。

3. 何谓"火曰炎上"？

"上"，是指火的动能，往上走。"炎"，是指火的热性。火性本来是上升的，但一味上炎对世界则是毁灭性的，所以《说文解字》说"火，毁也"，就是毁灭之意。

火在身体上对应心。生命的本性是：一切无非颠倒颠，反者道之动。心火的本性是上升，但如果一个劲儿地上升，生命就毁了。反者道之动，就是生命一定要让上升的事物下行，心火要下照肾水；肾水的本性是下行，生命一定要它上行，如此才能心肾相交。心肾不交的话，就是心火上炎，肾水下泛。心火上炎，就会舌红、头胀、头晕；肾水下泛就会腿肿、脚肿，人体就会得大病。这时候若上消炎药，在上，杀伐了心火正气，在下，则损耗了肾精。而中医有一方子，名"交泰汤"，取黄连之苦，降心之邪火；用肉桂之辛热，温熏下焦肾水，如此就形成水火既济、交泰之势。也就是用黄连6克煮水，冲3克肉桂粉，对心肾不交造成的失眠奇效。

由此，我们也可以明白一个人生道理，如果一味地按照本性行事，就可能对生命有害，所以克制本性，让生命向好的方向发展，是人生的一个重要努力方向。

中国人总说"上火"。这个"火"从哪里来，要怎么去，是要消灭"它"，还是收回"它"，真是个大问题。

细言之：人体的火应该在哪儿？人体的真阳一定在下边，在丹田。然后胃这儿也得有点火，好腐化食物，叫阳明火。脾能运化万物的力量，叫"脾阳"。肝能代谢垃圾的能力叫"肝阳"。这些都是人体的正能量，阳气（火）在正确的位置上发挥作用就叫"正气"。而不在本经本位，跑到别处指手画脚的气即"邪气"。那么它们是因为什么离开了自己的位置而变成"邪气"的呢？因为有别的东西（寒邪）占了它们的位置，如同鸠占鹊巢，鹊只好到别处哀鸣。比如真阳之火应该藏在丹田，肾有寒，或肾收摄力不够，而逼火上越，真阳之火就由正气而变成邪气。所以一定要明白所谓邪气也是正气的变现。就好比人世间有些人的坏也是被逼出来的，而阳明胃火也是被胃寒逼出来，上行成为邪火的。心之少阴君火，得肾水温熏，而本应下行，但是因为肾有寒而肾水不温，心火则无制约，也易上行于舌。因此一切"上火"相皆源于正气不足，所以其所经之处就发炎、溃烂。

西医和现代中医对付"上火"的惯常思维，是一个貌似聪明的简单思维，而不是智慧思维，他认为你这儿上火了，怎么办？灭火。灭火器（消炎药和寒凉药）就上来了，灭了那"火"，人就疲软、食欲变差，拉稀（大便能成形是大肠经阳明火的作用），因为病根（肾寒、胃寒等）没去，所以等人慢慢恢复后，一切又重新开始，又开始上火，始此疾病则反复缠绵难去。所以，治疗邪气的方法不是杀伐，不是简单地用寒凉药灭火，而是引火归元——有肾寒破肾寒，有胃寒破胃寒，肾收藏力不够就增加肾的收藏力，如此，把虚火邪火引回本经本位，让浪子回了头，神明归了位，变邪气为正气，才是王道。

引火归元有诸多方法，要么用药，要么用功，但都要因人而异。药，讲究配伍；功，讲究心识。中医是个性化服务，一切要以望闻问切、理法方药为指归。今人大凡只求药不求医，一有病，就问我该吃什么药啊，这就是人性的无明，也是对人对己不负责任。殊不知药不过是医之用，也就是医生决定着药效和药的方向。其实呢，中医开的不是药，是方子，是为你的生命开个新的方向。比如肺寒，开个温化的方子是开方向，让你去南方海边也是开方向。

4. 何谓"金曰从革"？

学院派从没有很好地解释过"金曰从革"，只说"刀可以砍树"叫"金克木"，这真是让人无语。之所以讲不清楚，是因为不知何为"从革"，"从"是什么？"从"字，是一个人跟着一个人为"从"，所以，金的一个属性是顺从、跟随。而"革"是革命、改变。所以金有两个相反的特性，要么肃杀、要么保护。也就是"金"同时具有"矛"和"盾"两种相反的属性。犹如金属武器既可以保护自己，又可以抵挡外邪。

金在身体上对应肺，肺主皮毛，就是用金的"从气"。皮毛对生命、对阳气是一种保护；而肺主肃降，就是指肺的肃杀之气。所以，《灵兰秘典论》里，又说"肺者，相傅之官，治节出焉"，就是说如果没有肺的肃降之气，也谈不上生命节律的正常发挥。

5. 何谓"土爰稼穑"？

"土爰稼穑"的"稼"就是种植，"穑"就是收割。在金木水火土里面，前四项都不具备土德的一个最重要的特性，就是土德的创造性和再生性，有种，就有收；有去，就有回。这，就叫"信"。信就是信用，月经叫"月信"，就是到点就来。所以中国文化最重土德。脾胃对应土德，就是只要你吃饭，它就会化成精华来滋补你的生命，守护你的生命。

明白了五行各自的内涵后，还要懂五行的生克，懂了五行的生克后，五行才能用。这个也好打比方，在一张纸上先画一个我，任何人都是那个我。生你的，是一行吧，谁生你？你父母生你，这是最表面的生，还有你的贵人也生你。有生你的，就有克你的，克你的，也是一行。在现实生活当中，谁克你呢？假如你是女的，夫就克你，千万不要以为"克"就是伤害，人真正的成长靠的不是"生"，而是"克"。没人克你、管你，你就会疯长。如果你是男的，妻就克你。过去管丈夫叫"官人"，官人就是来管你的。管妻子叫"娘子"，娘也是来管你的。其实，男孩子从某种意义上说，一辈子找的就是娘。因为母亲是他见到的第一个女人，他对女人所有的想象出不了妈妈这个格儿，妈妈什么样，他就会认为女人什么样。妈妈若柔顺，儿子就会照顾女人；妈妈若无所不能，儿子便认为女人个个如此，不需要男人的体贴。所以，女人要活得有点智慧才好，太能干了，儿子都是孬种。总之，凡物，有生的、有克的，大家不要把"克"看得那么危险，克是用来成长你的、打压你的、修理你的，所以在生活中有克的时候，不要太抵触，要欣然地接受，并随之磨砺自我，就叫"从革"。

除了生我的，克我的，还有我生的，我克的。你生的，就是你要消耗你的能力给他，生者为母，被生者为子，母亲都要耗散精力给孩子。这就是五行的具体应用。

中医最典型的一张图，就是左为肝木，右为肺金，上为心火，下为肾水，中间是脾土。相生，就是木生火，火生土，土生金，金生水，水生木；相克，就是木克土，土克水，水克火，火克金，金克木。我们讲《四气调神大论》经常会用到这个图，所以这个图要记住。

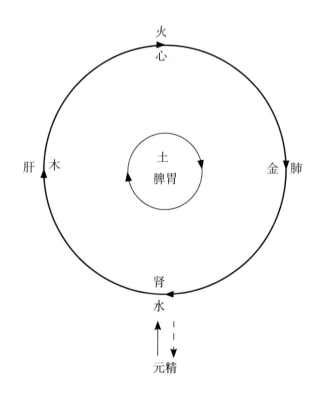

先举一个例子吧，中国人都喜欢补肾，但补肾须知肺金是肾水的母亲，所以你要想让肾强大，就不能只在肾上做功夫，要懂得强肺，这叫"肺金生肾水"，也叫"母壮子肥"。经常咳嗽的人，凡是咳嗽能够大声咳嗽的，说明肺还有劲儿。就怕没事总虚咳，还话痨。肺气虚者，就话痨。凡是虚咳者都是肺气不足，而且这种人还有点"色"。为什么呢？肺不足，则肾不足，肾不足，精满则不思淫，精不满则思淫，也就是肾精越不足，越爱想色情的事儿。

昨天来个男的，我一把他的脉就笑了，我说你是不是成天到晚想女的？他说是最近想得比较多，我说那你知道这个是肾强还是肾弱呢？他说应该是强吧，我说不是哦，是你肾气大伤哦。中医说肾气大伤也是有指标的：第一，你举而不坚；第二，做的时间短；第三，你想的多、做的少。他最后承认全部对。这就叫作"精不满，则思淫"。

对这种肺金不足的人怎么治疗呢？要采取"土生金"的方法，从脾胃治。脾胃生气生血，气血足了，就会从虚咳变成狂咳，这就是肺开始有劲儿了。等狂咳把邪气都驱除了，咳嗽就彻底治愈。同时"土克水"，脾土强大的话，胃为肾之关，也就固摄了肾精，这就是脾胃强大了，对上可以生肺金，对下可以固摄肾精，可以说是一箭双雕，这就是传统医学为什么总强调脾胃的重要性。

再有，人一生气就吃不下去饭，就叫"肝木克脾土"。还有一种人，一郁闷，就狂吃，这就叫"胃呆"，也就是胃呆傻了，不知饥饱。

以上，就是五行生克在身体上的具体应用。

五行之用的核心在于什么？在于中庸。过和不及都不可。什么叫中庸？"喜怒哀乐之未发，谓之中"，就是情绪不滥发作，能够克制情绪，在于精足。还记得《上古天真论》里我们讲的少阳之人、太阳之人吗？太阳之人就属于太过，什么都喜欢大，什么都喜欢吹牛，他就是太过。阴阳和平之人，就是最好的那类人，都是"喜怒哀乐之未发谓之中"，就是沉得住气的人、气血足的人。我们已经讲了这么长时间的课，大家一定要清楚，人生不过"气血"二字。你太过，是你收不住；不及，是你提不起来。只有恰到好处，才是生命的最好状态，就这么简单。

最后说一下四气调神的"神"的问题。先解释这个汉字，偏旁为"示"，像木桌上放上祭品的样子，所以凡是从"示"部的字，都跟祭祀有关，比如祖宗的"祖"，"示"部，另一边是"且"，"且"字即男根，中国人一向喜欢拜祖宗，而不是拜天上的神，其实，中国人也不是拜祖上的哪个人，而是拜祖宗伟大的生殖能力。所以牌位的样子就是"且"，牌位一排排地摆着，就叫"生生不息"，因为中国百姓最高的愿望就是家族的绵延。无论将来婚姻制度如何变化，总会有一些稳定的家族来绵延后代。一般说来，大凡有成就的家族，都有偏性，所以未必能长远，而唯有温柔敦厚之家，才能延绵不断。

神这个字一边是"示"部，另一边"申"代表闪电。

雷电，给原始人带来了惊恐，但也带来了火，从此，人类才过上文明的生活。所以，雷电就是神。

《黄帝内经·灵枢·本神》说："两精相搏谓之神。"两精，就是阴和阳，阴阳相激产生的能量就是"神"，这不正是闪电吗？闪电是从乌云中打出来的，所以谓之真阳。那，难道有"假阳"吗？当然有，比如火柴，风一吹、水一浇，就灭了，所以是假的。而真阳，遇水更烈，遇风更猛，才是真。天底下到底有没有真阳啊？有啊，天上的闪电；地下的石油，看上去油乎乎的是水，点着了就是火；人间的白酒，看上去是水，点着了也是火。这些都可以说是真阳啊。水对应人体的肾，所以肾阳，也是藏在水里的火啊，所以也是真阳。因此，真阳至少有四个，天上一个，闪电；地上一个，石油；身上一个，肾阳；人间一个，白酒。

总之，阴阳交互作用产生的能量就叫作"神"。其实，中医最难的，就是翻译成外文，学外语的不懂中医，就把"blood"翻译成"血"，可中医说的血，真不是血液，中医说的"血"，至少还包括"心主血脉""肝主藏血""脾主统血"，等等，和西医的血是完全不同的概念。阴阳，就更没办法解释了，说句实在话，你还不如找一个懂科学的，把阳和阴解释成双螺旋都行，双螺旋，也是"神"——生命之神。

人与人之间的差异源于什么呢？你有心，我也有心，我没有比你多一个，多的只是心眼，但我没比你多一颗心；你有五脏，我也有五脏；你有六腑，我也有六腑，我没有比你多出一个尾巴。从根本上来讲，五脏六腑没有差异，但中医的伟大之处，就在于它破解了人与人之间差异的根本所在，就是《黄帝内经》中的"五藏神"理论——人与人的根本差异，就在于五藏神明的不同！说白了，还是形而上的不同！这是中医里面最奇妙的东西，但学院派基本不讲，他们把《黄帝内经》看成医书，而非哲理之书，这是非常令人遗憾的。

所谓"五藏神"是什么？心之神，叫"神"，心神为神，肝神为魂，肺神为魄。所以，魂魄在中医里，是真实的一种存在，是生命能量的一种表现，而不是什么封建迷信。肾神为志，脾神为意。

那么，在生活中，什么可以体现"五藏神"呢？因为"肾神为志"。若看你肾神强大不强大，我问你志向就够了。比如问老人，大爷您还有什么志向？大爷会说：都这么大岁数了，哪儿还有什么志向，能活着就成了。你看老人的志向就图安度晚年了。修行，要有勘破实相的勇气和力量啊。如果没有这勇气和力量，就别琢磨这个事了，好好做个人就不错了。

人和人的差异性在于神明，我的心神跟你的心神不一样，我的魂跟你的魂不一样，我的魄跟你的魄不一样……什么叫魄力？魄力就是看肺的能量和肃杀力，如果说肝代表理性，肺就代表本能，那么魄力就是先天本能的一种具体表现。什么叫意志力？就在于我的脾神和肾神跟你不一样，脾神的意，指的是我们思维的关联性，及思维的广度；肾神的志，指的是我们生命的定力，以及我们思维的深度，所以，意志力，关涉到我们一生的成就。

因此，人和人之间的差异就差异在神性上，人性都有共通点，都有些自私、贪婪、执着，但神性却决定了你在多大程度上能化掉这些自私、贪婪和执着。西方人讲平等，中国人认为有山就有水，有高就有低，有阴就有阳，人性源于五脏六腑，所以人性有平等，神性无平等。所谓修，就是要修平那些沟壑，修神性的大与宽阔。西方文化讲究标准化，但任何标准化都不符合中国传统文化。当一种文化强调神性的时候，就说明他的关注点是能量的不对等，所以各种能量的和谐才是最重要的，让各种能量都在一个共同体中发挥自己的作用，并尊重各种能量的存在，才叫和谐。

人之所以得病，就在于自身能量的过用和损失，但同样是损耗，人跟人还不同。我举一个特别有趣的例子，就是颠顶痛。有一个病人颠顶痛，发作起来满脸发青，头往墙上撞，我说这是你年轻时候纵欲所致，他承认了，说刚改革开放那时，自己做大了生意，同时经常每天睡四五个女人，我都惊着了，这真是纵欲啊。肝经，入颠顶，血大损则颠顶痛，气容易生，而血难补。后来又碰到一个上市公司的会计，男性，未婚，他也有同样的毛病，颠顶痛。我把脉后说，纵欲过度。那人说，您真是太冤枉我了，我连个女朋友都没有。我说这跟有没有女朋友没关系，要知道，想，比做还可怕，明白吗？

　　首先，想比做还可怕，其次，他是会计师，而且他水平高，从来不按常规出牌，他那脑子每天都在飞转，思则伤脾。而且这病还跟什么有关？还跟人的身体状况有关。上次我讲到元气是先天你拿的那桶煤气罐的比喻，前面那病人可能是拎了满满一罐来的，而这位会计师可能仅拎了小半桶，幸好他没结婚没女人，要不早死了。什么叫纵欲过度？有的人睡一个女人都是纵欲过度，有人睡一百个女人都不叫纵欲，人家的本儿在那儿呢。所以说，真正的起跑线都在娘胎里，不全在后天。

　　古代说"两精相搏谓之神"，两精相搏也可以说阴阳互抟。"抟"是什么劲？你们见过揉面，那面是越揉越筋道，这就叫"抟"，光双螺旋没用，还得"抟"，还得纠缠，那才有劲儿，这就叫阴阳互抟产生能量，这个能量就是"神"。

　　中国的经典全在那儿打比方，讲气，就得讲四季，因为四季就是气的轮转。不把这个题目解释清，你永远看不懂这篇文章在写什么，可思议的，都不是神；不可思议的，才是神。所以佛经总说"不可思议"四个字，就是按照你的逻辑能想到、能看到的，都不重要，只有你直觉到的东西才重要。千万别以为"神"就是一个人在那儿光焰万丈。神呢，好比气场，看能影响多少人。比如在教室上课，就影响了教室里的人，上电视讲课可能就拓展到上百万人、上千万人。每个人影响的能量场和你辐射的这个量，就是你的神。辐射出去的，不是你这个人，而是你的思想。别人接受你了，双方都滋养；没人接受你，双方都虚度了。

春三月

> 春三月，此谓发陈，天地俱生，万物以荣。夜卧早起，广步于庭，被发缓形，以使志生，生而勿杀，予而勿夺，赏而勿罚，此春气之应，养生之道也。逆之则伤肝，夏为寒变，奉长者少。

春三月，指立春、雨水、惊蛰、春分、清明、谷雨这六个节气。

这段第一句话妙不可言，它不说春，它说什么？春三月，这就把一个春，分成了三段。靠什么分段呢？靠气。早春的气和仲春的气和暮春的气，是完全不同的。气，我们看不见摸不着，但我们能感觉到，天，一天天地变暖。而且，春天可以看花儿——早春看花骨朵儿，仲春看花儿烂漫，暮春看花儿残破，看绿叶儿。

春三月，此谓发陈

什么叫发陈？发，就是唤醒，就是重启。为什么从春天讲起？因为春天是天地万物的重启模式。陈，就是过去藏的"精"。这里边有两点需要注意：一是精多精少，精多的，发出来人就精神；精少的，人就空泛，没劲儿，头晕。二是有好精、有败精。败精发出来，就是病。这些"精"，都是从冬藏而来。先前我讲过，把粮食变成精的过程叫作"藏"，即：光把粮食收进来没用，光吃饭也没有大用，饭是饭，不是精，把饭变成"精"才重要。把粮食收进仓里了，湿一沤，热一沤，粮食全坏了，那叫败精，或湿气，那对生命是没有补益的，真正有补益的是那些气化后的"精"。春天的发陈，就是要把这些东西，甭管是好精，还是败精，都得拿出来嘚瑟嘚瑟，得用一用。春天的生发，就是把冬天藏的都拿出来，这一生发，如果全是精华，人就特精神，春天的瘟疫就跟你没关。如果生发的全是败精，你就萎靡，就得病。

春天为什么容易犯老病根儿？如果人老了，无力化万物之精华，冬天又没养好，那么发出来的多以败精居多，所以发出来的都是旧病根儿。因此，可以这样说：年轻人春天发出来的都是精华，而老人发出来的多是败精，要么没劲儿，要么就死了。可是现在年轻人冬天也不好好生活，反而老人冬天注意保养，所以春天的瘟疫一来，反而是青壮年得病的居多，比如"非典"。

天地俱生，万物以荣。

什么叫天地？天，指的是阳，地，指的是阴，俱生，是指阴阳俱生。大家千万不要以为，从春天开始，只有阳生发了，只要是生发，就是阴阳一起生发。所以关于"天地俱生"，还可以用"天地氤氲，万物化醇"来表达，就是指阴阳和合好似受精卵，万物由此而化生。

那么，中国古代到底是以哪一天，作为一年的开始呢?

关于一年的开始，中国古代经历过三次选择，刚开始人们是把冬至当作一年的开始。冬至一阳生，天阳动了，我们要像过节一样庆贺，后来发现这里面有点问题，这时天阳虽然动了，但还是干不了农活，因为后面还跟着小寒和大寒，地还是冻的。这就好比冬至像个少年春情初萌，可这时大地这个少女还没动情，不仅没动情，听到小伙子的爱情呼唤，反而更冷了，如小寒和大寒。其实，这才是一个初恋少女的正确反应，而一听见男人的呼唤就扑上去的，那才是吓人的姑娘。初恋少女需要用时间来看清真相，所以不可能男人一追就动心，因而会显出越追越冷的相，待到看似无望，冷到极致，也就是大寒时，恰是少女动心之转机，这也叫作"阴极生阳"，这时，地阳就动了，所以，《黄帝内经》以大寒为一年之始。可中国是个农业大国，认为大寒之时还是无法劳作，唯有到立春时，阴阳才和合，阴阳和合则生人，所以此时为人动。于是，就把立春这一天作为一年的起点，而立春，基本都在二月四日这一天，所以所谓属相，其实也要从 2 月 4 日立春算起，也就是说 2018 年 2 月 4 日这天以后出生的孩子才属狗。其实，古代立春这一天就是我们现在的春节，不过随着时间的推移和历算的变化，春节才渐渐地不与立春相合，但也不会差距太远。比如2019年的春节是2月5日，基本就是立春的时日。如果立春在前，春节在后，就认为这一年无春。

春三月，"天地俱生，万物以荣"。荣就是"显"，就是明显，万物因为什么而明显、而光耀？因为阴阳俱生。阴阳不动，万物就不动，这个万物还包括五脏六腑，就是这时生命从蛰伏状态变成了一个苏醒的状态。从立春开始，阴阳和合，万物生发。此时，天地氤氲，万物化醇。关于性爱，中国人从不把"性"挂在嘴上，关于男女情爱，最美的一个词就是"氤氲"。"氤氲"，是指阴阳和合的气化状态，云里雾里的，很美。

夜卧早起，广步于庭

这个时候该怎么养这个万物以荣呢？它说了几件事，第一叫"夜卧早起"，从这一刻开始，夜卧，就是可以晚点睡了，这一章，大家要一条条记下来。春三月，是"夜卧早起"，到了夏天还是"夜卧早起"，到了秋天，是"早卧早起"，到了冬天是"早卧晚起"。首先，养生第一要则就是睡觉，睡得深沉，就是阳气可以入阴，肝魂、肺魄能纠缠在一起。肝魂、肺魄，不纠缠在一起的话，人就多梦。所谓睡得好，不是睡得多，而是第一入睡快，头一挨枕头就睡着，第二是一夜无梦，第三是早上一起来，就如同满血复活，犹如新生命。

"春三月，夜卧早起"，是说晚上可以晚点睡，那几点睡好呢？

一般人来讲，晚上八九点钟，刚吃完饭，身体也得调元气来消化吸收，气血隔拒在中焦，人就特别困，如果你长期睡眠不好，这时候就索性睡了，但是有一个问题，往往到了11点胆经当令时，人就又清醒了。半夜11点到1点，是子时，阳气开始升腾，有肝胆毛病的人这时就又开始找东西吃，所以想要让自己睡好，就要10点半左右，趁着11点之前入睡。

写作的人，有一个大的毛病，11点以后会突然才思泉涌，所以写作的人都是在拿生命最宝贵的时间在创作啊，是非常耗心血的。上床以后，如果思绪未断，我还会在手机里的笔记本上接着写，但是绝不允许自己熬到1点以后，年轻时总熬夜，现在真的熬不起了。

其实，"四气调神大论"读懂了，不仅一年怎么过很清楚，一天怎么过也清楚了。一天当中也有阴阳，有四季。今人讲时间，古人讲时辰，关于十二时辰养生法，我原先的书里都有写，此不赘述。这里就只讲下夜里睡觉的事。子时，半夜11点到次日1点，胆经当令，主生发。对发烧病人来说，如果病已去，到这个时间段，烧就退了；如果病未去，精足的人，这时就变成高烧。此时，身体无非是在借胆的生发之力，试图通过高热把寒邪驱除出去，所以这时不必、更不要急着上退烧药。1点到3点是丑时，肝经当令，肝主藏血，人体要发挥"肝藏血"的功能就得睡觉。肝主目，闭眼即养肝，深睡则养魂，不睡则魂飞。3点到5点是寅时，肺经当令，此时失眠则魄散，也就是说，子时丑时不睡，伤阳；寅时不睡，伤阴。肺主肃降，肺为相傅之官，此时开始重新分配全身气血，如果这时候你哪个器官醒着，哪个器官就会多耗气血。深睡则得滋养多，不眠则大伤身体。如果有人夜里喝水喝多了，会在三点左右的时候起夜，回来接着睡觉，这是身体的自保和自救，不能因为这泡尿而多得了气血，假如这时不尿，肺就难办了，这儿堆着一包东西得把它推出去，就浪费了生命的动力，这时候怎么办？三点去清空，清空完了回来接着睡，肺重新分配气血。其实，人在3点到5点应该是睡得最死的，睡死了，人体气血才好分配啊。老人呢，这时基本睡不着了，没啥可分配了啊。正常人如果这时睡不着，那就是肺气不降，得吃点药，比如白通汤什么的，具体得把脉确定。

但是有一种人，这时醒来之后就再也睡不着了，于是看报纸、批文件，到了5点钟左右又睡着了，这里面有两个原因。一个是肺的肃降功能出问题了，吃几服白通汤就解决了。还有一种人是吃药都解决不了，属于生命习性，什么叫生命的习性？就是这种人，上辈子可能是当官的，而且是当朝中大官的，因为上辈子做官的人要干的一件事，一定是夜里3点醒，因为5点点卯，3点醒来吃饭、穿衣、溜达，一个小时进宫，5点准时点卯。所以，当官第一条身体要强壮，别以为当官容易，没点体力还真当不了大官。

5点到7点是卯时，大肠经当令，5点以后醒来是没有什么问题的，但5点钟左右一醒就跑肚拉稀的，叫"五更泄"，得治，"附子理中丸"治疗此症很有效。

关于睡觉与养生这事，古代还有个说法：下士分床，认为夫妻老睡在一张床上，两人之间便没有势差了。什么叫"势差"？就像瀑布，从高处到低处产生的能量就叫"势差"，如果两人老在一张床上，气与气之间没了分别，到了关键时刻，就谁都帮不了谁。中士呢，分房，古代人看来房子够住，两人的势差就更大了。上士呢，大家肯定猜不出来，是"家有丑妻是个宝"，就是连看都不爱看，省得闹心，也不耗散自己的精力。真奇怪古人的做法，那你娶妻是为什么呢？

昨日看到一句古罗马的话，忽然有种彻悟的感觉，他说："我们都知道婚姻是烦恼的根源，但出于公民责任，我们还是要结婚。"可见婚姻自古就有烦恼，有人说我不烦恼，那是你命好，命好的有几个呢？大多数人多多少少都有烦恼。我们总说"烦恼即菩提"，但没人告诉结婚是我们公民义务。古罗马法典规定奴隶不可以结婚，只有公民才可以结婚，而且只有跟女公民生的孩子才是国家的财富。这种说法让我突然觉得，中国人在婚姻上的所有纠结，瞬间释放了。你总跟他的人性较什么劲呢？你跟他结婚只不过是在履行国民义务，而这正是婚姻对国家民族承担的崇高职责。家庭的美好，是国家安定美好的基础，种族的绵延，更是一个国家有生发之机的象征。可惜，没人这么教育我们，没人教育我们要安于命运，要勇于承担职责。有人会说，不，我一定要反抗命运，我一定要从橘子变成苹果。好啊，第一，你要等待时代的变革，第二，这个过程很血腥，你要有足够的坚韧。总之，古罗马的这句话把结婚的意义总结得平实而有力。你只不过是在尽公民责任，干吗非得让自己的所有的爱恨情仇、所有的贪嗔痴都和这责任纠结在一起呢？

"夜卧早起"，就是告诉我们，春天来了，晚上可以晚点睡，早上可以早点起，让阳气更容易生发，早上不起床就压抑阳气生发。那具体怎么生发呢？除了睡觉，还要做什么呢？"广步于庭，被发缓形。"什么叫"广步于庭"？一步，就是前脚迈出后和后脚的距离，步，就是走，春天只需走，不许跑，跑就属于快速生发。

现在好多人每天都在比赛，在计数，每天逼自己走一万步、两万步等。这太可怕了，这是要把人体走残的节奏啊。人的身体之所以会出各种各样的问题，有一个很大的要点，就在于直立，直立虽然打开了人的眼界，却使得心脑疾患成为人类之专属。兼之人老气血衰败，过分行走对膝盖、脚腕等都会造成伤害，以至于会出现所谓"关节退行性病变"这些西医名词。古人关于锻炼讲究的是如何调适气血经络，比如站桩还强调膝盖微虚，平时坐着都要用手护着膝眼呢，这都是对膝盖的保护，唯恐过分直立伤着自己。所以，我对锻炼最推崇的还是传统的四部功法，打打易筋经、八段锦就好，别把锻炼弄成玩命。

"广步于庭"的"庭"指什么？庭者，停也，就是不可以无限制地走，庭院是什么？不就是限制吗？就是要在有限的、阴凉的地儿走走歇歇。因此"广步于庭"，是指第一要慢走，第二要有节制地走，要慢慢生发，不要快速生发，快速生发会要命的。

人为什么春困呢？因为身体如果快速生发的话，气上来了，精血跟不上来，人就会晕，所以春天会有眩晕病，而春困，就是自保，就是强迫自己休息。生命最重要、最首要的一条，就是自保。首先要记住一点，我们人体有自保功能；其次，我们人体有自愈功能，所以不可以过度干预，有点不舒服就马上去医院打针吃药，就是对这两个功能的不尊重和缺乏认知。"病"字的偏旁倒转 90 度，就是"床"的形状，就是告诉我们，生病的第一要务，是上床休息。既然人的问题是源于直立，那人就应该先把自己放倒，先休息。你天天站着，给脚上的压力、脚踝的压力那么大，细细的脚踝要支撑我们这么大的身体，说白了，人体结构是有点问题的，把沉重的大脑放到最上头，就会造成对颈椎、对脊柱的压迫，所以人要不得腰病、不得颈椎病，第一件事就是要平躺，最好不要枕头。而人老了，肺气虚了，才需要高枕无忧，什么叫年轻，如果能平躺着睡，就是年轻。其实睡觉应该是侧着睡，但小孩无所谓，你试着像小婴儿那样仰着睡，会觉得腰受不了，这时候的疼，就是对一天劳累的修复。

被发缓形，以使志生

四气调神最关键的就是如何"调神"的问题。如何养春天这个生发之机，第一要"夜卧早起"，第二要"广步于庭"，第三要"被发缓形"。"被发缓形"就是在讲"调神"。

有人说这个"形"写错了，应该是行走的"行"，这就是不会看古书，还乱改古书。前面已经写了行走了，"广步"就是慢慢行走的意思，而这个"形"就是身形，就是宽袍大袖。现在我问大家，什么情况下我们才能宽袍大袖？什么情况下我们才能披头散发？只有在家我们才能这样啊。家，对我们意味着什么？意味着精神上的极度放松，极度慵懒。凡是进家就紧张的，这个家，便没有存在的必要了。回家，就是放松，就是最养神的地方：光着脚丫子，穿着最放松的衣服，可以忘了刷牙、忘了洗脸，爱怎么着，就怎么着，这才叫家。曾有一对男女，总是正襟危坐，男人就一直不求婚，觉得这个女的太利索、太精致了，让人无法放松。忽然有一天这女的宽袍大袖，蓬头垢面，于是，这个男的就求婚了，因为只有这样才让人放松嘛！两人终于可以无拘无束地在一起了。

休息也同样，就是可以披头散发，怎么舒坦怎么来。家，永远是最滋养我们的地方，是让我们心灵最放松的地方。养病，最好的地方是家，而不是医院。

都说癌症是细胞的无序状态，什么能让生命从无序回到有序呢？放松，精神的放松，肉体的放松。越紧张越拧巴，越紧张，经脉越拘挛，气血就大乱。所以，"被发缓形"是对精神肉体放松的最好的解释。春天什么病最高发？情志病、抑郁症，你们看今年春天有多少跳楼的？过去人精神压力没那么大，要得精神病，也只是阳性的躁狂症或花痴病，跟爸妈要姑娘。现在人压力大，得精神病，也是阴性的，要么抑郁、要么自杀。要娶姑娘这事还好办，要自杀这事，可是防不胜防啊。等我们以后讲《灵兰秘典论》时，我们会讲《灵枢经》里面的一篇文章，就是《经脉篇》，那个时候大家才会理解，抑郁症产生的真正原因是什么，以及如何治愈。

抑郁症的表现之一，就是从来没高兴过。记得有个肺癌患者问我，他说："您看我一不抽烟，二不喝酒，三不玩女人，我为什么会得这个病呢？"我特想说：就是因为你一不抽烟二不喝酒才可能得的，你这一辈子都没有痛快活过。在这世上，痛快地活，也是境界啊。更多的人，是了无生趣，有多少病是从了无生趣上得的啊。这种人得了病，就好似在油炸这"了无生趣"，也是在给你一次觉悟的机会。你若明白些了呢，后半生就能过得舒坦些。

"以使志生"这句是说，夜卧早起，广步于庭，被发缓形，这三件事做好了，就可以"以使志生"。肾神为志，"志"在这里就是"神明"，也就是睡觉、锻炼、精神放松。这三件事做好了，神明就旺。

其实，这一段就是告诉我们：真正的好医生不单纯开药，"夜卧早起"

是睡觉方，"广步于庭"是锻炼方，"被发缓形"是精神放松方，也就是一定要为你的生活开出一个方向，最后才是治病的药方。而前三者，一定比药重要得多，药，只是帮忙而已。很可惜，现在很少有医生从精神方面关怀你。

　　　　生而勿杀，予而勿夺，赏而勿罚，此春气之应，养生之道也。

　　前面是春天该做什么，这句则是对待春气的总原则。这句真好。对待生命，有三个善意：生发、给予、奖赏，有三个恶意：杀伐、掠夺、惩罚。发心，决定态度；态度，决定结果。生命由此绽放，或由此枯萎。中国传统医学一定是立足前者，当我们肯定生命、赞美生命时，生命会以她的美回馈我们。

　　春天，就像我们人生的童年，我们如何对待生机就从这儿开始，对待生机就是这十二个字：生而勿杀，予而勿夺，赏而勿罚。

　　什么叫"生而勿杀"？就是只生发它，不要杀伐它，不要伤害它。好比春天花开，你只要折下一枝花，秋天就少结一个果，这就叫因果。为了进一步解释这句话，书里又说了："予而勿夺"——就是你要给予它，不要索取它。圣贤还怕我们不懂给予与索取的差别，继续解释说："赏而勿罚"——就是要奖赏它，而不要惩罚它。

　　其实这里边好似爱与爱情的区别，爱情是什么？是摘花、占有和蹂躏，这三个词不正是杀伐、掠夺、惩罚吗？所以爱情有它以爱的名义自私贪婪的那一面。爱，就不是这样，爱，就是浇灌、培育和赞叹，这三个词不就是生发、给予、奖赏吗？所以说爱是以奉献、无私和赞美为基准的。母亲原本对孩子都是爱的，但一落到实处，有时就会非理性地把孩子当作私有财产而任性，就把孩子是否听话当作要赞美还是要惩罚的标准。这就是《黄帝内经》原文的妙处，写出了正面，也写出了反面，我们若草草读过，便辜负了圣贤的苦心。

"此春气之应，养生之道也。"生发、给予、奖赏，是对春气的护佑，而养生之道，就是养生命生发之机的道。

《黄帝内经》讲春夏秋冬，其实讲的是生、长、化、收、藏五气，把生长化收藏五气弄明白了，治病都简单。春之生机不旺，根基在冬藏，所以要想养生发之机，得往前一个气那里找，凡春天闹病的，原因都在冬藏处没有藏好。而春天没养好，夏天就会闹病。

我们现在对生命的态度就是杀、夺、罚。一有病，就切切割割，这就是杀；上激素，就是夺，直接夺你的元气，因为它知道你生命的密码，所以直接从你的生命存折里夺取元气。过度干预，就是罚，就是拼命耗散。现如今，治病不过是"按下葫芦起了瓢"——好比血压高了，就吃降压药，吃着吃着心脏没劲儿了，血压不高了，但心脏出毛病了，然后再吃治疗心脏的药……如此这般，直到你的生命再也无力反抗。

关于西药的副作用，有个故事讲得好：说一个人忽然觉得左耳一阵微痒。妻子让他去看医生，医生让他服用6粒青霉素片。两天后，痒痒没有了，但腹部起了红斑，奇痒无比，专家说："有些人不适合服青霉素，因此会有过敏反应。服用12粒金霉素药丸吧，几天之后一切就会正常。"金霉素取得预期效果：斑点消失。可是，病人开始膝盖浮肿，还伴有高烧。另一位资深大夫说："我们对这些现象并不陌生，它们往往与金霉素的疗效紧密相关。"于是病人又服了32粒土霉素药片。高烧不见了，膝盖的浮肿也消失。但是，他的肾脏出现致命的疼痛。专家断定，致命疼痛是服用土霉素的结果，于是，又打了64针金霉素，将他体内的细菌通通消灭光了。最后他的肌肉和神经束又出了问题，服下大剂量氯霉素后，这个病人死掉了。到了阴间他才在无意中知道，他左耳的痒痒是由一只蚊子的叮咬引起的。这个故事把药物的副作用写得淋漓尽致，所谓副作用，就是按下葫芦浮起了瓢，常常是，治疗不等于治愈，也许反而是更大的伤害。

看看古人的情怀吧：我要生发你、给予你、奖赏你，这不就是修道吗？修美好的生命之道，修肉身里的道。由此可知，道，不是外来的，不是想出来的，而是生命的本然啊。

忤逆了生命之道会怎样呢？这一段的最后一句说："逆之则伤肝，夏为寒变，奉长者少。"逆之，就是杀、夺、罚，伤害生机就伤肝，因为春天是肝当令，当令就是值班，也就是说肝是春天的主人，所以这时候伤的就是它。来的客若是邪气的话，一定先伤主人。本来我们对待主人的态度应该是尊敬、尊敬、再尊敬，我们才能在主人家吃到好东西，因为主人操持着厨房。但如果我们是拿着刀进主人家的，我们为寇，他就必死无疑。所以这就是"逆之则伤肝"。

春天伤了肝会怎样呢？"夏为寒变"，如果伤了春天的生机，如果伤了肝，等到了夏天，心火当令时，心火就会因寒而变。肝木生心火，春天肝养不足，心自然虚亏。寒，就是凝聚，精血不足，心跳就无力。

心跳无力有很多表现，比如心悸、心衰、心动过速、脉结代等。造成这些疾患的根本原因就是"奉长者少"，就是春天是生，夏天是长。"奉"就是给，春天如果没养好，给夏天的东西就太少了，到了夏天，人就会得病。所以说，时间既是杀人的利刃，又是养人的法宝。把春夏秋冬弄明白了，天，就风调雨顺；人，就宁静致远。

中国人什么事都讲究时间，所以中国人说"君子报仇，十年不晚""不是不报，时候未到"。你看他说的是君子报仇十年不晚，小人呢，一定是现场反应，你骂我，我骂你；你打我，我打你。君子可不是这样，而是你骂我就骂呗，一切诅咒都会回到你自己身上。总之，时间会解决一切。

春天养什么呢？一，养肝，就是前面所讲的不能伤肝。二，养脾，为什么要养脾呢？因为春天肝气当令，肝，当家做主人，就要防着肝木克脾土，脾土如果伤了，就无法生气、生血。

二
——
夏三月

> 夏三月，此谓蕃秀，天地气交，万物华实。夜卧早起，无
> 厌于日，使志无怒，使华英成秀，使气得泄，若所爱在外，此
> 夏气之应，养长之道也。逆之则伤心，秋为痎疟，奉收者少，
> 冬至重病。

夏三月，指立夏、小满、芒种、夏至、小暑、大暑这六个节气。

夏三月，此谓蕃秀，天地气交，万物华实。

"夏三月，此谓蕃秀"，蕃，指树叶茂盛。秀，是谷穗抽穗，这时候的阴阳是什么样？叫天地之气交，天，指阳，地，指阴，此时阴阳气交。春三月是天地俱生，这时候是天地气交。真正的天地气交，是夏至。夏至这个节气有一个特点，夏至叫一阴生，冬至叫一阳生，这两个节气是一年当中最重要的养生节气，何为阴？有些课程说阴阳，总是让人糊涂，说什么凡是下降的、暗的等都为阴，凡是上升的、明亮的都为阳，怎么可以这么说呢？因为没有绝对的上升下降，也没有绝对的明亮阴暗啊。

我有一个很简单的讲阴阳的方法，所谓阴，就是指事物凝聚的力量，所谓阳，就是指事物宣散的力量。开，就是阳；合，就是阴。

夏至一阴生，就代表阴的力量，也就是凝聚的力量开始发挥作用了。宣散就是开花，凝聚就会结果。阳气生于前，为花；阴气收敛于后，为实。所以，以夏至为界，夏至前开花，夏至后结果。这就叫"万物华实"。

夜卧早起，无厌于日，使志无怒，使华英成秀，使气得泄，若所爱在外

夏三月养生，还是先说睡觉，依旧是"夜卧早起"——但不可以那么宣散了，稍微早睡一点，黎明即起。早晨必须要早起，因为夏天阳气早早地就生发了，如果你不跟着天一起生发，就一整天都生发不起来。

"无厌于日"，就是不要讨厌太阳，不要讨厌热。夏天是最好的宣泄时节，如果夏天没有痛快出过汗的人，冬天一定大病。现在有空调了，把夏天的宣散都憋住了，所以很多人冬天会不舒服。要想不怕热，首先一条是"使志无怒"——就是不要让自己的情绪憋着。"使志无怒"的"怒"，是指"憋"这种情绪。愤怒一词，愤，是指发出来的情绪。怒，是憋着、忍着，像奴隶一样的心，这个很可怕。汉字表达情绪，凡是"竖心旁"（比如愤、恨、快）的字，都是表示情绪发散出来的；凡是心沉底的字，比如怒、思、恐等，都属于憋在身体里了。

春生、夏长，夏天就是养"长"，怎么养这个"长"？就是散。不散就是不养，情绪也得散，不生气，不憋着，人才能舒服，麦子才能抽穗，这就叫"使华英成秀"，秀，指抽穗。

如何让肤腠宣通，"使气得泄"呢？为了强调这一点，它举了个例子："若所爱在外"——就好像房子外头有一个你爱的人，你必须出去会他。什么叫"圣人心"？圣人心就是苦口婆心，把一个东西反反复复地讲给你听，唯恐你不懂。为了让我们懂夏天宣散之理，它反复举例。

看身体好不好，看年轻人有没有朝气，看青年人谈恋爱就知道了。

20 世纪五六十年代的恋爱，就是"让我们荡起双桨"。那时的人，有理想，有星空，有阳光。现在谈恋爱，是哪儿黑，奔哪儿跑，比如咖啡屋，你看哪个咖啡屋是亮的？光线全都是虚的、弱的、迷幻的。这样的环境，就告诉你世界是迷幻的，恋爱也是迷幻的。在昏暗中，人心是抑郁的，心情，是游移的，爱，也是泡沫状的，甚至禁不起触摸……只有强壮的人，能禁得起热，禁得起流汗，而虚弱的人，习惯了阴暗的人，一旦日晒，阴阳相激，便上吐下泻，也就是中暑。

此夏气之应，养长之道也。

前面春天是养"生"之道，夏气则是养"长"。"逆之则伤心"，为什么逆之则伤心？夏天，对应五行是火，对应人体是心。火性就是散，如果憋着了，自然伤的是心。

汗为心液，那夏天出汗对心脏好还是不好？答案是，夏天出汗对心脏既好，又不好。学中国文化一定要脑子灵，就好比天秤星座的人，说话做事灵活多变。这，就是中国文化的妙境。

汗为心液，不出汗，不符合心散、火散之道，心里的瘀滞也宣不出来。反过来讲，能不能出汗这件事，功能也在心。冬天常有这样的病人，吃点热的、辣的，身上跟针扎一样，就是汗出不来。这里有两个问题，第一，夏天空调太过，把皮毛憋住了。第二，心血无力，也不能化成汗。《伤寒论》里有个方子叫"麻黄附子细辛汤"对治此症颇有良效。麻黄宣肺，也宣皮毛；炮附子固摄少阴，细辛散性最强，又宣督脉。此方，虽只有三味药，但配伍得当、力量非凡。只是今人不研究方子，只用西医思路研究中药，不是说这个有毒，就是说那个有毒，自己又没试过，反而使如此良方无用武之地，甚至药房里都没得卖，病自然也无处消。

怎么出汗算好？一定是从头到脚微微出汗，有的人出汗只出上半身，那就是上下交通的能力差了。有人只是头上出汗，脖子以下不出汗，属于阳虚。心主血脉，心脏就像一个泵，这个泵可以把血一下打到所有的末梢，这个泵往头上打，也往脚上打。如果是腿不能出汗，脚不能出汗，甚至手脚冰凉，说明心力弱。小婴儿身上有香气是身体好，年轻人身上有味道、有臭脚，也是身体好。如果身上没味了，或淡淡的腐味，说明气血已衰败。

所以"汗为心液"这件事，特别重要。如果成天到晚大汗淋漓，甚至夜里睡觉都出汗，这就是阴阳俱虚的大病。夏天最应该防的是猝死，所谓猝死就是心梗，有人在健身房就猝死了，先前也没听说得过什么病，其实就是大汗猛耗了心液，心脏病突发。

夏天心火当令，所以，我们专门谈谈心脏病的几种表现。

心悸，也就是心突突跳，属于心肌缺血。其实这也是人体自救，心肌缺血，人体会自觉地加速心跳以满足心的要求。这种心悸可从肝入手，因为木生火，肝木是心火的母亲，母亲强大了，儿子自然强壮。还有一种心悸属于水湿泛滥，水湿包住了火，火也要自救。这种水湿泛滥造成的心悸可以通过服药，比如"苓桂术甘汤"来解决。其中，茯苓渗上焦湿，桂枝通心阳，白术利腰脐，转枢中焦水湿，甘草强心。这个方子配伍精当，由此，我们不得不感恩先圣张仲景的慈悲。

还有心律不齐症，中医看病是一定要见到本人的，不望闻问切，有时还真找不到病因。记得见过一个心律不齐20多年的病人，病因一定在20多年前，脉象上显示此人被惊吓过，可病人已然想不起什么了。我突发灵感，问他："20多年前发生过这样的事没有？你大汗淋漓时被人泼了一盆冷水？"那人差点跳起来，他说一次锻炼后被体育老师泼了冷水！于是，一切迎刃而解，心主血脉，而汗为心液，本来大汗淋漓就伤了心液，又被冷水一激，惊吓又伤厥阴肝经，从此心律不齐，如此辨证准确后，七剂"当归四逆汤"而愈。还有些人在临床上总是觉得胸闷，总动不动长出一口气才好。这病呢，就是去医院也查不出个所以然，可得这种病的人有时会因为害怕出现窒息感。我就曾见过这样的病人，他甚至每次都会脸色苍白倒地不起，可到医院又说他没病，最后只好送到了精神病院。其实此病的最大问题在于膈肌无力，不能肃降，几服"白通汤"即可。那人便是，吃过几服药后，至今再没犯过此症。

总结一下，心脏的问题在中医看来有几种表现：心肌缺血，会恍惚、心悸、心律不齐。心阳不振，会胸闷，总想当胸捶几下。膈肌不降，不能深呼吸，会憋闷，常叹息。肺气不肃降，感觉憋闷，脸赭红。还有肾精不足导致的期前收缩、间歇，心包的"心澹澹大动"等。很多问题最终要靠脉象判断，哪怕同样的症状，也会有不同的治疗方子。总之，中医的五藏，非血肉的五藏，一切都要细细辨证，方能下手。

而对心脏疾患，西医基本以心脏支架或搭桥作为缓解症状的方法，但这只是缓解，不属于治愈。人的血管由于斑块的堵塞而造成冠心病，通过安装支架，将狭窄的血管撑大，是可以缓解冠心病的症状。但支架只是缓解了冠心病的症状，血管中的斑块还在，也就是说病因还存在，如果控制不好，还会继续恶化。再说，支架也属于瘀血，激发人体排异反应，会促使元气快速耗散。而现代中医提倡——活血化瘀，扩充血管，也是一个急功近利的方法。久之会使人虚弱无力。速效救心丸等药只能应急，不可长期服用。更有医生主张大量服用三七粉，其实非常危险，会因过分活血而出问题，这种方法也只是通下游河道，而不知下游淤堵不过是上游植被被破坏的结果，所以，真正解决心脏疾患的方法是应该在上游植树。

关于心脏期前收缩、间歇这件事，我也可以打个比方，我们都给自行车打过气吧，什么叫正常的心跳？一起一伏，这叫正常。现在我们没劲儿了，肝不足，血不足，就只能压半桶气，这时就会出现一个现象，就是要靠加速来打满气筒，这种加速就叫期前收缩。如此加速，还会中间突然又没劲儿了，停下来喘口大气，这就叫间歇。所以期前收缩是间歇的轻症，如果出现间歇，你再出现规律性的间歇基本上就危险了，比如 3 下一间歇，5 下一间歇等。从脉搏上来讲，只要出现规律性间歇就基本能算出寿命的长短。像这种人你要告诉他吃完药再来诊断一次，为什么？因为要把他的脉，要知道他现在是不是从规律变成了不规律，如果变成不规律就进步了。比如一会儿 3 下一间歇，一会儿 19 下一间歇，慢慢吃药调理，间歇就不存在了，慢慢地，脉搏就正常了，人也就没事了。

中医所谓治疗，一定先要挖病因。心脏病的病因主要有：一、心主血脉，血液黏稠，动力阳气不足，阳气不足阴血不生。阳易骤生而阴难速长。二、心在志为喜。人一紧张、郁闷，都会造成心脏压力。三、心与小肠相表里，营养不足，精华少，比如长期食用垃圾食品。四、心藏神（两精相搏谓之神），胃、肾不足，也会造成心脏问题。五、脾，营养过剩造成湿邪，心下急痛。六，心脏动力源于肾，发电机动力不足，血液流速慢则产生瘀血。

治疗心脏疾患的要点在于兴心阳、肾阳，疏通血脉、恢复元气。

逆之则伤心，秋为痎疟，奉收者少，冬至重病。

回到原文，下一句是"逆之则伤心，秋为痎疟"——就是忤逆了夏气就会伤到心脏，伤到心脏就会出现上面那些病症，更进一步讲，到了秋天还会"秋为痎疟"——就是火熔金，夏天心没养好，秋天就是痎疟病。这就是传统文化，原因别总从昨天找，要按节气去找。比如，今儿我拉稀了，那是因为我中午吃坏了。中午跟你吃一样饭的人多了，别人没拉就你拉了，那一定是你自己的问题，这就是现代人。现代人永远在找外因，永远在找眼前因。而有传统素养的人，会知道，现在得病是因为上一个季节没养好，这才叫传统文化。"奉收者少"，"奉"这个字，就是两手捧着一个东西，秋主收气，这句是说夏天如果没养好，给秋天的东西就少，"冬至重病"——即，到了冬至时节，人就会重病。

书，尤其是经典，光翻译是不够的，一定要讲。不讲，里面的微言大义就品不出来。所以，我坚持解读经典。比如"冬至重病"四个字，很多翻译《黄帝内经》的，就说此四字乃衍文，就是说这四个字是莫名其妙多出来的，就删了它吧，因为他看不出这四字与夏三月的关系。什么叫"冬至重病"？ 为什么冬至前后死人多？我举一个例子您就明白了，生命，好比种粮食，春天下种子，好比春生；夏天植物抽穗，要想抽穗，气就要得泄。这就好比人出汗，里面的瘀滞不宣出来，种粒就不饱满，这就是夏长。秋天干什么呢？就是把谷物收仓进库，这就是秋收，到冬天干什么呢？冬藏，什么叫藏？难道把谷物放到粮仓里就是藏吗？不是，藏，是把谷物变成"精"的过程才叫藏。夏天谷物若不饱满，收进来就不足，变成"精"时，就更不足了，等到"冬至一阳生"这一天，微薄的这点"精"，一生发就没了。老人呢，储备不够，就可能死了，年轻人若不好好睡、不好好吃，这点精也不足，就会生病。

用身体打个比方，就是身体夏天没出汗，垃圾就没走，夏天出汗是排垃圾，垃圾没走成，秋天该收营养，就收不进来，冬藏就无精可化，人体就会出问题。"冬至一阳生"时，无精可生发，就是"冬至重病"。

再说治病，治病也得先把里面所有的病邪都弄出去，才能补充营养。所以有一种治病原则就是一定要"发"，发一个病，走一个病，所以大家一定要知道，杀敌一万，自损八千。所有病若都治好了，人一定有一个相，就是"虚"，就是"软"，但是没病了，剩下就靠吃饭锻炼再把劲和肉慢慢长起来，就好了。所以治病，一定要先泄后补，一定要先宣通，千万不要一上来就补，里面若不空，补是补不进去的。没有消化吸收的能力，也是补不进去的。

夏至当天还有一个养生大法，就是灸法，一般来说，夏至灸，治病；冬至灸，养生。艾灸，现在在中国大陆很流行，但还是要讲究一点的，比如血虚的人就要慎灸，女子月经期和怀孕期都要慎灸。

到了夏至这一天，基本上前后四天，加上夏至当天，一共9天，用艾灸，可以治疗很多病。

夏至灸是治病，冬至灸是养生，现在在按摩院里的灸，都是用艾条，这叫熏灸和悬灸。熏灸哪儿呢？夏至灸，基本上有两个很重要的穴位，叫中脘和关元。

中脘穴，在什么地方呢？大家找一下自己所谓的剑突，就是两肋在胸间的交接处，与肚脐连线的中点，就是中脘。很多人这里是硬硬的，这跟郁闷和过食生冷有关。大家最好每晚睡觉前按揉此处，会打嗝和放屁，久之，脾胃就会舒服好多，脾胃好了，全身都好。因为胃是生气、生血之所。很多人贫血，总是先求药，西医治贫血总让你补铁，但往往收效甚微。脾胃最容易消化吸收的是饭，而不是铁、钙这些。要想气足、血足，一定要从吃饭入手。一说补气，有人就张罗着喝黄芪水，不仅没补得了气，可能还把自己气血喝乱了。其实，药管不管用，全在配伍，气为血之帅，气总得带着精血走，光补气没补血，人会头晕眼花。中医要想补气血，其中还有方药剂量的讲究。

古代是传方不传火，就是方子我可以传给你，但不传火候，所谓火候是什么？就是剂量，传方不传火，就是不告诉你剂量。其实，不传剂量也没什么大错，剂量一般要把脉后依照病人的强弱而定。但张仲景的《伤寒论》是传了剂量的，所以他真是慈悲的圣人。比如我们都知道，当归入肝经补血，黄芪入肺经、脾经、心经，补气，这只是通识。其实，恰恰黄芪补血有独效。因为气无形，血有形。有形的血不能速生，必得无形之气以生之。所以黄芪用于当归之中，自能助当归生血。若要补血，黄芪剂量要比当归量大一倍才行，也就是补血要先补气，加大气的力量，补血的东西虽然少，只要气一上去，血就能够动起来。而若想补气，必须兼用补血之药，当多用当归、人参以提气，血足而气自旺。这就是中医配伍的妙用。

关于中药，经常有人说这药有毒，那药有毒的，其实中药讲究生克制化、配伍，就是利用中药药性的生克制化，使药物煎煮后达到妙境。记得当年我们为了体验中药的所谓毒性真是拼过命的，最后终于有麻倒的感觉时，不仅没感觉到苦，反而幸福得不得了，因为终于感觉到了经脉的行走方向，那种从大脚趾隐白穴经脉上升的感觉，太难得、太奇妙啦！那一刻，我甚至感到了神农尝百草的快乐。真要学中医，还真得这么学。

但如果药物配伍不当，又遇到不好的医生，病人胃酸，就上一堆抑制

下篇·四气调神大论

217

胃酸的药；腰疼，就上一堆补肾的药；咳嗽，就上一堆镇咳的药……开了一大堆药，但全无章法，不知从气机上入手，这样还没准儿真毁了脾胃、伤了真阳元气。而元气虚弱、脾胃功能极差的人，是很难消化药物的。所以一定要去正规医院看病，平时还可以辅助按摩和灸法，至少不会伤及五脏。百姓自救的上上法，就是按摩，身体有点不舒服，按按揉揉就得啦。颈部受寒了，用热毛巾裹着脖子，再用电吹风吹吹，也比被毛愣愣的人掰来掰去要好。而灸中脘呢，可以治疗中焦一切病，比如腹胀、气喘、隔噎、食不下、食不化、胃疼、脸色差（因为胃经主要走脸部）、肚子疼，甚至癫痫等症，都可以灸中脘。因为中脘属任脉，又是足阳明胃经的募穴，又是八会穴之一（腑会中脘，也就是六腑的病根都在中脘），所以这个穴位可以治疗一切脾胃病，髌骨软化症（胃经走膝盖），重灸中脘穴，可以快速恢复脾胃的功能。

灸关元穴，可以治疗下焦很多病。关元是哪儿？关元是你肚脐和下面耻骨连线的中点。关元，就是说这个地方是元气的关口。关，可进可出之地，所谓的关，比如函谷关，对外可御敌，对内可交通、可贸易。所以穴位名称都不是乱取的，所谓关元，既可以关住元气，又可以出入元气。关元穴主管胞宫精室，为元阴元阳闭藏之所，出入丹田之门户，故称关元穴。这个地方是男子藏精、女子藏血之处，又是小肠的募穴，灸之，则阳生，即增加消化功能；灸之，则阴长，即吸收的营养物质多。阳为气，阴为血，故补气又补血，主诸虚百损。灸关元穴，几乎可以治疗所有妇科疾病，可以治疗大小便失禁、溏泻、便秘、尿频、遗尿、遗精、阳痿、白浊、闭经、不孕、癃闭、便血、尿血、少腹瘀血等。医家徐灵胎云："哮症非灸不能除根。"这句话是说哮喘，不用灸法，就不能去根儿。

其实，所有节气最好的养生方法就是休息，所以夏至那一天真应该放假。

具体怎么灸呢？第一种灸法是拿艾条悬灸中脘、关元。一家三口，一根艾条你灸一灸，给老婆灸一灸，给孩子灸一灸，灸到穴位暖洋洋即可。艾草第一个特点是热性，它的火热之性可以趋鬼，什么是鬼？疾病就是鬼。艾草第二个特点是通窜力强，有多强呢？古书里曾经记述过，在沙漠怎么找到水源呢？就是点艾草，然后环顾四周，哪儿冒烟，就可以知道哪儿有水，因为艾烟通过去的地方就是水道。这种通窜力表现到身体上，就是通经脉。艾条不要怕买到过期的，艾条是保存期越长越珍贵，老艾祛"老鬼"，新艾祛"新鬼"。

第二种是天灸。夏至的正午时分，找一露天阳台，地上铺好艾绒，裸体趴下，另外找人帮忙把艾绒铺遍全身，晒到全身微微出汗最好，此法甚驱寒，大爽。专治骨节疼痛、产后风等。但起来时千万不可吹风，最好擦干身体再起。古代历史上写过有这么一个人，肚子里长了个碗大的东西，于是用天灸法直射肚子，一边灸一边狂泄，越拉越臭，越拉越黑，最后那个东西就不见了。可见这个方法的厉害。

第三种就是疤痕灸。就是把艾绒弄成小窝头状，直接放在中脘穴和关元穴处烧，最后烧出个洞，流脓，这叫疤痕灸。要想体验生命的奇妙，可以看这个疤痕灸，我最长的时候连续灸了一个月，那真是神清气爽。哪儿有病，气绕着哪儿走。你甚至都能知道你肝、肾的形状，只要有病，你就能知道身体里的气是怎么走的。有人会说这不是自虐吗？真不是，学医如果不这样学，真谈不出体会来。这是一个不用药的治病大法，而且省钱，但很多人不敢，有人说，我受不了这个苦，受不了这个苦，那你就开刀呗，看看哪个更苦。所以此处就不多言了。但这个方法虽然特别有效，而且特殊，所以必须有专业人士指导着进行，何时停灸，灸后怎么护理，都非常讲究。

学院派一般不教这个方法，怕闻到人肉香。这个事明摆着呢，你若做了别人不敢做的事儿，吃了别人不敢吃的苦，自然也有别人不能有的体悟和感触。学医的人，必须要有神农尝百草的精神，给别人吃的药，你要先尝过，知道什么味儿，吃到何种程度病人会发作成啥样，具体怎么处理，才叫学医。学医就是，必须先从自己下手，下得了地狱才上得了天堂，若在人间把福都享尽了，上天堂还有啥意义呢？玩味到一定程度，就是精熟，就是对生命的通透。

夏至灸为何能治大病？因为夏至是阳多阴少，要靠阳气把阴邪赶出去。我问大家一个问题，是夏至灸疼，还是冬至灸疼？一定是夏至灸特别疼，因为夏至气血全在体表，所以特别疼。

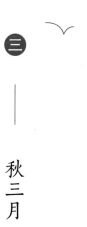

三

——

秋三月

> 秋三月，此谓容平。天气以急，地气以明，早卧早起，与鸡俱兴，使志安宁，以缓秋刑，收敛神气，使秋气平，无外其志，使肺气清。此秋气之应，养收之道也。逆之则伤肺，冬为飧泄，奉藏者少。

秋三月，指立秋、处暑、白露、秋分、寒露、霜降这六个节气。

秋三月，此谓容平。

"此谓容平"，你看它用词非常有意思，什么叫"容平"？容，就是接纳，就是盛受，就是收气，光收纳还不行，还得平定、安宁，何谓宁呢？繁体的"寧"字，上面是宀部，代表"房子"，中国人买房子跟西方人买房子不一样，西方人买房子是为了住，中国人买房子是为了传宗接代。中国人要的是安宁。第一，要有房子。第二，要有心，心要在这个家里，如果心不在这个家里也安宁不了，所以繁体的"寧"字有"心"。第三，还得有器皿，器皿是盛什么的？盛粮食、盛面、盛米，得有柜子等。家有粮，心不慌，如果没有粮，心就慌了，所以要有盛粮食的器皿。光有了房子，有了心，有了家具还不行，还得有孩子，就是还要有个小壮丁，所以中国人在这个字里面完整地表达了对"家"的诉求。

天气以急，地气以明

这句是说春天是天地俱生，夏天是天地气交，秋天是天气以急，地气以明。这"急"是什么意思？你要是知道字是怎么来的，你就知道"急"的状态是什么样了。"急"字，从心，先是心里起急。《说文解字》说"急，褊也。褊者，衣小也"，就是衣服穿在身上又窄又瘦，所以这个字是上边一只手，下边一只手，在那儿撕扯拧巴，感觉快憋死了的样子，叫"急"。"天气以急"，表现的就是那种特别窘迫的肃杀之气，所以我们说秋天主杀气，而且天的肃杀之气，给大地带来了清明，这就叫"地气以明"，地气随天气而变，就是坤道顺遂乾道，自然一切都清清爽爽的。

中国文化就是这样，秋天肃杀之气一起，大家都觉得该干点事了。春天是生发，所以春天就得大赦天下。秋天就要"秋后算账"，秋主杀气，所以一定要"秋后问斩"。如果说哪个君王不懂传统文化，春天非要杀人，就变生发为肃杀，人人自危，就会天下大乱。所以什么叫运气好与坏？就是看你有没有守住这个天时。春天犯事，你就是好命，春天犯事，谁都放你一马；秋天犯事，谁都罪加一等，所以运气首先是天运。

早卧早起，与鸡俱兴，使志安宁，以缓秋刑

春秋两季是人情感大爆发的时节，但是气不同，一个是往上升，一个是往下降。气机不同，升降不同。秋天走的是燥气，《黄帝内经》说"燥胜则干"，因此临床多见，干于外，则皮肤皴揭；干于内，则精血枯涸，津液耗竭。

睡眠此时就出现了些变化，春天是"夜卧早起"，夏天是"夜卧早起"，到了秋天就该"早卧早起"，早卧以避初寒；早起以从新爽。那早点睡是几点睡？他怕我们不明白，就后面加了一句"与鸡俱兴"，这是什么意思呢？

鸡，在中国的传统文化里面特别有意思，鸡为凤，龙凤配，所以属龙的和属鸡的是绝对的阴阳配。鸡，还是一个有德行的动物，鸡最大的德行是"知时"，就是知道时间。知时在鸡身上有两个特点。一个是傍晚的时候趴窝，一个是黎明鸡鸣，把鸡鸣这事儿弄清楚了，兴许还能救人命呢，我讲一下"扁鹊救虢太子"的故事吧。扁鹊，是中国历史上的神医，他最著名的故事就是让虢太子起死回生这件事。

话说《史记·扁鹊仓公列传》里面记载，扁鹊路过虢国，看到他们在办丧事，关于虢太子的病症扁鹊一句没问，就问了一句话："其死何如时？"就是虢太子什么时间死的？对方回答："鸡鸣至今。"再问第二句话："收

乎？"就是问盖没盖棺材盖，你若盖了棺材盖儿，就断绝了阴阳之气，那这人就救不得了。对方说："因为还没有到一天，所以没收殓。"于是扁鹊说："这个人没死，我能救。"他凭什么判断虢太子没死呢？就凭那句"鸡鸣至今"，就是时间与阴阳之气的关系。

鸡鸣一般三遍，分别在丑时、寅时、卯时。丑时，人体气血肝经当令；寅时，人体气血肺经当令；卯时，人体气血大肠经当令。这些时辰正是气机转换之时，所以扁鹊在分析虢太子死因的时候就说，我为什么说他没死？因为他只是在气机转换的时候被憋住了，无非阴不入于阳，阳不入于阴罢了，我只要把他的阳穴一开，此人就可以活过来了。果真他开了百会、大椎及两腋后，太子活过来了。可见，如果不懂气机，不知有多少冤魂是被活埋的。

先说"早卧"，天一擦黑，鸡就归窝，养生不是晚上 10 点钟回家睡觉，而是天一擦黑就得回家陪家人，才叫养生。你这时候天天在外面应酬，你拿家里当旅馆，九十点钟喝得醉醺醺，进屋一身酒气不叫早卧。真正的早卧是陪着家人吃饭，然后散步，读书，让心先静下来，脱了俗，按时安歇，才叫养生。反正我在北京时，应酬一律推掉，理由很简单，我晚饭必须陪婆婆吃，老人家每天给你做饭，不吃，对不起老人家。

再说"早起，与鸡俱兴"，指早晨鸡叫的时候起床。之所以这样，是可以"使志安宁"。安，是家里有女人；宁，是家里有粮食和孩子，这些都是让我们精神平稳和静谧的东西。秋天怕什么，怕闹腾，秋天杀气重，人逆反的也多。

▶ "女子伤春，男子悲秋"的原因。

有那么句话：女子伤春，男子悲秋。女子为阴，春为阳，二气相感，所以女子在春天特别容易愁苦。春天阳气生发了，若女子的子宫还是空荡荡的，她的内心会多么悲伤。其实，女子所有的问题都跟生命的空虚感有关，这个空虚感是由她的生命结构决定的。而子宫，又关系着爱与恩宠，所以女人不可抑制地要用爱来填充这种空虚感，男子通过学习和创造来成就自我，而女人，要用有生命的东西来成就自我。

男子悲秋，男人看到秋天万物都结了果实，而自己一无所有的时候，就极容易愤懑。于是，我要造反，我要跳槽，我要换工作，中国古代为了安抚这时的男人，要做两件事，对男性进行人性化管理。

第一件事：借势征兵。你不是这时杀气重吗？好啊，去打仗。但不可能让所有男人都去当兵，所以有第二件事：订婚。打仗是卫国，订婚是保家，传宗接代和保卫国家，这两件事同等重要。不传宗接代就没有未来的战士。而订婚聘礼里反复出现的就是秋天的大雁。通过射一只大雁，就可以清楚地反映这男子的体能和智能。一、拉弓得有力气，肺气足；二、射箭得眼神好，肝气足；三、放箭的时机得准确，决断力好，这是胆气足……总之，古代挑女婿是挑身子骨，先得能干活。

有钱人家找女婿就更有智慧了，先让男子到女方家干7年活儿，而且那些活儿都是要命的，比如杀龙、杀怪物啊，龙穴夺珠宝啊，总之，得历尽千辛万苦。小时候看这些神话、童话看不懂，心想娶个公主咋那么难，以为这是在考验男人的勇气。长大后终于把这些童话看懂了，原来这是断了男人再娶的心，人生有几个7年啊，婚姻是要付出很大代价的，一个7年就要了命了，再花心，哪里还有劲儿啊？关于婚姻，古人是把自保放在前头，要聘礼，是知道男人的本性花心。一旦被男人休回娘家了，那点聘礼可以养活自己一段时间。现代人把自保放到后面，离婚的时候拿走你全部家产，让你以后再也结不成婚。

真希望有人专门写一本中国古代人性化管理的书，婚姻、爱情就不会有那么多痛苦。你看古人是秋天订婚，先安定你的心，好好秋收，婚礼放到农闲的冬天，春天的时候女人就怀了娃娃。你看这一件事，把女人的伤春和男子的悲秋全治愈了，这就是妙妙上法。其实，国家安定也不全指望发钱，而是让男有家、女有室，男女不折腾了，国家才安宁。

所以"使志安宁"，就是一定要顺其人性，才能"以缓秋刑"，才能舒缓秋天的肃杀之气。秋天的肃杀之气，拦，是拦不住的，尽量顺势舒缓就行了。

收敛神气，使秋气平，无外其志，使肺气清。

秋天就养一个"收"，把夏天过分宣散的气慢慢收回来，收到阴阳平均的状态。"无外其志"——是说这时候就不要"若所爱在外"了，这时候要回家了。精气神都得回家，收，就是气要降一降，该悲就悲一点，怎么降气呢？比如古代皇帝处理政务的大殿旁边都要有个学堂，长年处理政务，会让人落在俗事上，越来越不高级，而学习，就是把气收回来的方法，就是从形而下抽身，在形而上里徜徉一下，人就会站得高远些，这就是"使肺气清"。肺气沉降入肾，气就得以澄净涵养。

此秋气之应，养收之道也。

秋天养什么，养"收"，养收敛之气。气，不是平的，而是如同音乐，随季节而起伏升降。

逆之则伤肺，冬为飧泄，奉藏者少。

这句话是说，如果你忤逆了气的升降规律，该收的时候不收，就如同秋天不收谷物入仓，冬藏就没有机会把粮食变成"精"，这时就会得一种病：

飧泄。什么叫飧泄？"飧"字，夕食，晚饭也。

我们都知道有一句古诗："谁知盘中飧，粒粒皆辛苦。"现在改成"谁知盘中餐"，一字之变，意义全变。中国古代不像我们现在吃三顿饭，而是吃两顿饭。他们早晨五六点钟起来得出去干活，上午九十点钟这顿叫"朝食"，下午四五点钟这顿叫"飧食"，吃完了以后，七八点钟就睡觉了。那首诗的第一句："锄禾日当午，汗滴禾下土。"所以后面一定是："谁知盘中飧，粒粒皆辛苦。"它说的不是朝食，而是飧食，即一天的晚饭来之不易。所以我们是不可以随便改古诗的。

"飧泄"是什么？就是晚饭没消化就拉出去了。肺与大肠相表里，伤了肺，就伤了大肠，阳明燥气一弱，人就拉稀。再者，肺为肾之母，肾主二便，肾失封藏之职，人也拉稀。大家不要小瞧"拉稀"这件事，这是大事。中医看病一定要问大便，大便若长年拉稀水泄，就是阳明之气大衰。中医里，胃和大肠同属"阳明"，是阳气最足的地方，如果吃什么拉什么，首先是胃气大衰，不能腐熟食物；其次小肠为太阳，负责分清泌浊，不能分清泌浊，说明小肠也失职了。这样，人就吸收不了营养，久之，人则虚弱。大肠阳明气足，则大便才能成形；阳明气大衰，人则拉稀。而肾主二便，肾气大衰，主大小便的能力就弱了，好东西也藏不住了。可见一个拉稀，说明胃、大小肠、肾等都出了问题，怎能不慎之又慎？好汉子顶不住三泡稀，人很快会虚弱下去，所以千万不要小瞧大便。

这么说吧，养小孩看什么？我养我儿子从不管他学习的事儿，来此一世谁不好奇啊，是学习的那块料，自然爱学习，你多管了，他紧张多虑，还记恨你。所以他小时候我只每天看一下他的便便。气，壮与不壮就看大便，身体好了，将来干什么都成。你们看过婴儿的便便吗？又粗又壮，让人心惊。这就是精足、气足。老人大便就是毛细，如果你天天拉稀，夜里还盗汗，那真是要得大病了，这两条是非常不好的指标。

我有时候觉得中医特好笑，刚问完人家吃的怎么样，接着就问人家拉的怎么样，病人只是泛泛而答，所以还得追问：是前面硬后面软啊，还是全稀，还是水泄，还是里面有没消化的食物，等等，所以以后找中医看病，先得记住自己的大便什么样，当然不见得现在所有的医生都懂这个。中医不讲解剖，活人看什么啊？看不到里面，就看从里面出来的东西，内有脏腑，外有气象、物象等，所以中医的生命学说又叫"藏象学说"，用外面的东西说五脏六腑里面的问题。

最后一句话，"奉藏者少"，藏者是谁？是肾，是冬天，冬为藏者。秋天收的少，给予冬天运化出的精华就少。

不知讲到这里，大家发现一个问题没有？《四气调神大论》讲睡觉，讲怎样运动，讲精神放松，唯独没讲怎么吃。吃，在哪一篇讲呢？在第二十二篇《藏气法时论》中有讲，比如这句："五谷为养，五果为助，五畜为益，五菜为充，气味合而服之，以补精益气。"但也没说四季怎么吃。

在另一本书《周礼·天官》里讲了四季怎么吃："凡：食齐，春时；羹齐，夏时；酱齐，秋时；饮齐，冬时。"

翻译过来就是：春天一定要吃五谷。因为五谷都是种子，而种子，都主生发，比如小米，把它种在地里，它就可以长出一嘟噜来，这就叫生发之性。讲到此处，很多人会有疑问：春天不产粮食，吃的应该都是陈粮，而春天吃陈粮能养生吗？

对啊，能够留到春天的粮食虽然是陈粮，但它也是种子啊，所以春天养生的第一条原则就是吃种子，不吃衍生物。牛奶就属于衍生物，把牛奶泼在地上，什么都长不出来。而陈粮呢，在热量上、在生发之力上和味道上都偏弱、淡味。而淡味最养脾胃。此外，脾胃虚弱者和老人吃陈粮比较好，这样就等于是慢慢地生发，不会太过。

夏天呢，脾胃处于虚寒的状态，所以要吃一些易于消化的汤羹。何为"羹"呢？《说文解字》中解释为："五味和羹。"可见羹，并不好调，用肉或菜调和成五味和合的带汁食物，应该是厨艺的高手吧。"羹"字呢，上面是一只羊羔，下面是"美"字，看着都鲜美。

秋天饮食养生要多食酱剂，酱剂是指发酵的东西。为什么秋天尤其要强调吃酱剂呢？因为秋天万物丰收，我们所吃的食物就量大而且丰富，这会给脾胃造成一定的负担。多吃酱剂类的东西，可以帮助我们的脾胃消化和吸收食物。

冬天养生在饮食方面我们要注意"饮剂"的问题，就是喝酒。冬天气血都深藏而保五藏，稍微喝一点酒，可以用酒的生发特性通经脉，抵御寒凉，所以酒在冬天饮用是有一定养生作用的，但一定要适度，微醺最好。其实冬至前后，我们最好吃当归生姜羊肉汤，这个汤不仅补阳的作用非常好，而且对治疗产后腹痛、化解瘀血等都有良好的作用。

当归生姜羊肉汤的材料为：当归150克，生姜250克，羊肉500克。此汤温经补血，温中止痛，又可祛寒。

四

———

冬三月

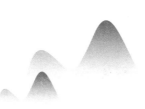

> 冬三月，此谓闭藏。水冰地坼，无扰乎阳。早卧晚起，必待日光，使志若伏若匿，若有私意，若已有得，去寒就温，无泄皮肤，使气亟夺。此冬气之应，养藏之道也。逆之则伤肾，春为痿厥，奉生者少。

冬三月是立冬、小雪、大雪、冬至、小寒、大寒六个节气。

春夏秋冬，春养生，夏养长，秋养收，冬养藏。《黄帝内经》若是一本医书，干吗开篇总讲春夏秋冬？这至少说明中国人认为生命也不过是天地自然的一种存在，懂得了天地，才能破解生命的奥秘。如果你只盯住春夏秋冬，就又错了，它真正的内涵，是春夏秋冬里面的运化方式：是生长化收藏，把这五个核心概念明白了，才重要。

现在大家跟我一起画一张图，上南下北，左东右西，左东是春生，上南是夏长，右西是秋收，下北是冬藏，那么中间就是"化"。

如果说春生是一条升龙，夏长是一条飞龙，秋收是一条降龙，冬藏是一条潜龙，那么这一圈就是有行迹的、各有作为的四条龙，这就叫"有为"；

而中间是一条不见首尾的"化龙"，就是"无为"，就是《易经》"乾卦"里的"用九：见群龙无首，吉"。学中医、学中国传统文化，就要好好体会这张图。生长化收藏是生命文化的核心，春天的意义在于生发，就像小孩，蓬勃向上。少年时的很多病都是由于快速生长的不均衡造成的，他可以通过人体自愈力自我调节、调整。但父母无知，大量上药，就把孩子的生机给杀伐了，这是不可以的。夏天的意义在于生长，就像青年人，付出才能撷取生命的真知。秋收，就好比壮年，开始创造价值。冬藏，就好比老年，在静谧中享受人生的精华。

我再打一个比方，春生犹如创意，夏长就是为这个创意花钱做广告，然后接单生产，就是秋收，最后创造利润就是冬藏。

所谓冬藏，就是你收进来粮食、钱后，一定有一部分要变成精华才叫作"藏"，实际上又相当于利息，好好养，生命也有利息。好比粮食放在这儿，你没法吃，你必须把它煮成粥、蒸成米饭，才叫"精"，把这个精储藏起一部分，再拿出一部分，接着服务于新的创意，这就是人生。

冬三月，此谓闭藏。

什么闭藏呢？阳气。阳气闭藏的结果，就是"水冰地坼"——天地自然的水结冰、地冻裂，就叫闭藏。

你看天地都闭藏了，如果这时候你还在外面疯，你就是没跟天走，更可恨的是，报纸上会突然来那么一段，说"冬天正是减肥时"，这简直是逆天而行了，冬天连动物都知道要提前增肥来御寒，此时让人减肥，不就是夺命吗？！凡冬天减肥的人，第二年春天一定得大病。这，就是因果。

水冰地坼，无扰乎阳。早卧晚起，必待日光

"水冰地坼"之时，最重要的是"无扰乎阳"，什么叫扰乎阳气？比如冬天过分地洗澡，就等于你毛孔不断地宣开，就伤精。过去都是澡堂子，冬天基本上是一礼拜洗一次，这是最合理的。还有一个中医里面讲叫"冬不按跷"，就是冬天一定不要多按摩、刮痧等，这些都相当于扰乎阳，过分洗澡啊，做爱啊，都相当于扰乎阳，所以这些事都得节制。

这时候的睡眠是"早卧晚起"，四季当中只有这一季是"晚起"，晚起到什么时间呢？他后面讲了"必待日光"，一定要等到太阳出来才可以起床。

使志若伏若匿，若有私意，若已有得

因为这叫四气调神，"神"在一篇里面有一个代名词叫"志"，就是神志。

"使志若伏若匿"，就是让我们的精神若伏若匿，若伏若匿是一种什么状态？若，就是"好像"的意思，伏，就是起来，匿就是藏，好像起来又好像藏，好像一会儿起来，一会儿趴下，就是指情志要在宣与不宣的微妙当中，这个真不好拿捏。你说你不懂，于是他后面用"若有私意，若已有得"来打比方，什么叫"私意"？就是自己有个小秘密；若已有得，翻译过来就是：好像自己得了个宝贝，拿出来吧，怕别人抢，不拿出来吧，自己心里又痒痒。

　　我还是打两个比方来解释这两句吧，一个比方是关于女人的比方，比方女人怀孕了，就叫"若有私意，若已有得"，就好像肚子里有一个小宝宝，内心很喜悦，但又不能广而告之，不能见人就说。女人没事爱抚着肚子并温柔地微笑，就叫"若已有得"，好好藏着这个宝贝，但是心里又时常小喜悦着，那点小喜悦就叫"伏"，还要藏着就叫"匿"。就是高兴了也不能宣散，自己偷着乐就成了。其实，在中国，女子怀孕前三个月一般不对外宣讲，因为前三个月怀孕的受精卵为"胚"，此时，生命还不稳固，通常"胎停育"的，都是在前三个月，这个小胚芽若是有问题，它会发育不起来，会选择自动走掉。而怀孕三个月后为"胎"，也就是小生命的真正开始。胎儿稳固后，就不必"若有私意"啦，就可以跟家人报喜啦！

　　用男人来比方一下，大家就更明白了，如果一个男人在外面养了小三，他不敢告诉任何人，但心里又痒痒，会没事坐在办公桌前冷不丁地露出一丝傻笑，如果一个男人不是莫名其妙地笑，就是莫名其妙地发愁，那就说明他的情感在秘密地发生变化。"若有私意，若已有得"这两句真是把人性揣摩得到位啊。

其实有些男女关系你真的没有必要去管，你管了反而没有意义。你就让他若有私意，若已所得，让他没事自己闷着笑、闷着乐、闷着发愁。凡是闷着的，就见不得人，就慢慢地会消失于无形。你若吵开了，闹开了，就成了明着的事，反而不容易消散。如果是刚刚怀孕，叫"若已有得"，最后不还得显怀，最后不还得生出来？从隐秘的喜悦，到尖叫、痛苦的生育，世界上的事总有消停的那一天。

去寒就温，无泄皮肤，使气亟夺。

"去寒就温"——去，就是离开、避开。去寒，就是一定要避开寒冷；"就"，是靠近，是一定要靠近温暖。"温"和"热"是不同的，有什么不同？偏旁不同。底下四个点的通通是火，水字旁是温，温是温暖，就像水一样的温暖。热就不一样了，热就是火烧，所以是"去寒就温"，而不是"去寒就热"。你看，经典里每个字都非常讲究。我们现代人做事就不讲究，所以我们现在就没法读经典，因为古人讲究，古人用词极简练，极简练就要极清楚，我们现在不讲究，就很容易忽略了经典里的真正含义。

"去寒就温"的标准是什么呢？是"无泄皮肤"，这就是告诉你，一定不要让阳气从皮肤都宣散掉。因为热，就泄皮肤；温，则不泄皮肤，所以温是养，热是害。中医说：肺主皮毛。古代人管皮肤叫皮毛，真是地道，何为皮？何为毛？皮多还是毛多？一定是皮大于毛，即收敛大于宣散。皮，主收敛；毛，主宣散。明白了这一点，就知道，按摩啊，拔火罐啊，刮痧啊，在冬天过分做，就会使气机过分开泄，对阳气一定有损伤。

讲到皮毛，为了把这个问题深入讲一下，就可以讲讲大枣这味药。一颗大枣，有皮、有肉、有核。皮、肉、核，各有不同的作用。《伤寒论》里只要用到大枣都要在旁边注释一个字：擘，就是一定要把枣擘开。皮，主包敛，凡是用到皮类的药，都有收的作用。现在很多人没脑子，认为皮就治皮，给皮肤病的病人吃的药，里面尽是皮类的东西。这是只看了皮，没看到肺、心、脾。大枣的肉有营养，主濡润，补水液。核，主破坚。核是中间大，两头尖，所以核的特性是"破坚"。所以，药方里只要有大枣，就是要整个地放里边，只是要擘一下，让肉和核的气都有出处。

为什么有"囫囵吞枣"一说？因为食枣多则易毁牙齿，这也叫土克水。枣，甘味，补脾，入脾胃。脾是土，土克水，我们人身上有一个地方，是典型的土克水，猜一猜是哪儿？牙和牙龈。牙是肾之苗，牙龈为肉，属脾，牙龈包住牙就叫作土克水，牙那么坚硬的东西是要靠这个肉来包住它。所以，生，是让你生命成长的东西；而克，是保护你生命的东西。如果没有肉来约束牙，你的牙就掉了，所以要想保住牙齿，实际上要先保住牙龈，就是先补脾。

而且牙龈的问题大家现在千万不要小瞧。西方人发现了一个秘密，凡是犯心脏病的人，牙龈都先出问题，但是他们不知道原因，这个只有中医能解释，脾和心的关系是火生土，也就是说心是脾之母，若儿子脾先病重，则母亲心的日子必然不好过，所以在脾经里有一条叫"心下急痛"，也就是说脾病会造成真心痛。脾的外象就是牙龈，所以牙龈不好早晚会造成心脏的问题。现在很多人的心脏病都是因为先误诊为是脾胃病，他老觉得心窝子底下有掣痛，但到医院去，又一律按胃病治，而忽略了心脏的问题，所以这种人往往容易猝死，因为心下急痛才是真正的心脏病。

其实，读《黄帝内经》，也能感知万事万物因果不虚，这种肉身上的因果不虚，比世间的因果不虚来得更真实、更具体。所以，系统地学《黄帝内经》也是悟道的一个法门。

土克水，这是脾和肾、心脏都是有关系的。学传统文化，不是学知识，而是要增智慧。有智慧的人，首先一条要非常善于联想，可以把貌似不相干的事联想到一起，然后飒然而悟。比如你看到这个"无泄皮肤"，如果你看到皮肤而没有联想到肺，就缺了一层，它后面就提醒你，"无泄皮肤，使气亟夺"。"亟"这个字有两个读音，不同的读音有不同的字义，一个是"jí"，一个是"qì"，读"qì"的时候就是多次的意思，读"jí"的时候就是紧急、快速的意思。"无泄皮肤，使气亟夺"，就是不要使肺气宣泄太过，而造成身体精气快速地被掠夺。也就是在冬天，气要内守，你总宣散皮肤，气就藏不住了，一下就散掉了。

此冬气之应，养藏之道也。逆之则伤肾，春为痿厥，奉生者少。

上面这一段都在讲藏，怎么藏？不泄，就是藏。"若已有得"，偷着乐，就是藏。这时候乐都不能笑出声来，只能藏着笑，自己偷偷摸摸地笑，这就是藏。忤逆了养藏之道，"逆之则伤肾"，如果你违背了这个养藏之道，就会伤肾。春天对应的是肝，夏天对应的是心，秋天对应的是肺，冬天对应的是肾。它说"逆之则伤肾"，肾的五行是什么？是水。春天的五行是木，水生木，就是肾水为肝木之母，如果冬天没能好好地炼精化气，到了春天的时候就得两种病，"春为痿厥"，即痿症和厥症。肾精少，手足软弱为"痿"；四肢冰冷为"厥"。痿症，现在很多人都有，就是莫名其妙觉得手脚酸软，没劲儿。另外，肌肉萎缩、腿脚不利索，也是痿症。

厥，指四肢冰凉，痿和厥是不一样的，痿，是精少，属阴虚，比如手的动作，手拿着水杯，就抖，这就是精不足，支撑不了他的动作。还有人总抖腿，也属于精不足。厥，是身体的动能不足，打不到末梢，属阳虚。四肢冰冷叫四肢厥逆症，又叫四逆症。《伤寒论》里的通脉汤、四逆汤等治疗这些病症非常有良效。

男人为什么喜欢手脚冰凉的女人？手脚冰凉，好似只是寒证，其实是心的动能不行。心主血脉，心不能把血打到末梢，身体则畏寒。岂止手脚是末梢，皮肤也是末梢，头顶也是末梢，脸也是末梢，阴部也是末梢，只要这些地方供血不足，都属于心气不足。心之官为思，心气不足，思维就也不足，说白了，就是反应慢，有点傻。男人喜欢手脚冰凉的女人实际上是喜欢傻一点的女生，这样的女生在恋爱上有点被动，假如男生说我们今天下午去颐和园吧，女生的身体懂自保，犯不着为这点小事费脑子，自然就说好啊，随你。因为她没劲儿多想，你会觉得这个女子好乖，好温顺，说什么是什么。

等结了婚以后，这女人的心安定了，也不用担心自己发胖了，开始随便吃了。气血就慢慢地足起来，再加上有美好的性生活，经脉皆畅，手脚自然就暖和了。这时候若男的问，今天下午去颐和园好吗？这女的会说干吗老去颐和园？我要去三亚！因此，男人都会觉得，结婚前的女人真好，结婚后的女人真麻烦。其实是你把女人的气血养足了，你应该高兴才是。

让手脚热起来的方法，可以通过锻炼，像揉核桃那样活动手，会很有效，晚上睡下时，转脚腕也是好办法，每天泡完脚后躺在床上，左边36下，右边36下，坚持100天，会有惊喜啊。但最根本的还是好好吃饭、好好睡觉。可恰恰这两件事，大家做不到。

冬藏不好，就"奉生者少"——就是冬藏少精，给春天的生发力就少了，给春天的营养就少，如此，赶上个春瘟，人就会得病。

四气至此就讲完了，我们具体总结一下啊。

春天要养脾，因为肝木克脾土，木气太过，则伤脾，春天好好吃粮食，就是养脾胃。所以，春天不能节食减肥。

夏天养肺。因为夏天是心火，火克什么呢？火克金，肺为金。所以夏天火热，火气太旺，就伤肺。夏天天热，气机都散在体表，里面就不足，脾胃弱，人也就吃得不太多，加上耗散，人自然会消瘦些。而且，本来脾胃就弱，喝冷饮就是寒上加寒，所以夏天最忌讳喝冷饮。

秋天呢，要养肝。秋天是肺金，肝是木，金克木，所以秋天就要养肝气。秋天呢，要贴秋膘，所以也不能减肥。

冬天养心。心为火，冬天肾水当令。肾水克心火。所以冬天要养心。

那什么时候养肾呢？四季都应该固摄肾，也就是要固摄元气的意思，都不可以伤肾，因为元气藏于肾。

这就是中国古代养生家所说的"五养"。

现在人们通常只讲前面这四段，我12年前讲《黄帝内经》，也只是讲了这四节，这次，是要讲全文，所以后面的文字也要讲。其实这一篇后面还有一些文字是非常重要的，专门讲天地阴阳交通的重要性，所以，我们必须接着讲。

五

——

天气，清净光明者也

> 天气，清净光明者也，藏德不止，故不下也。天明（蒙）
> 则日月不明，邪害空窍，阳气者闭塞，地气者冒明，云雾不精，
> 则上应白露不下。交通不表，万物命故不施，不施则名木多死。

在讲这一段之前，要先讲一下阴阳。

首先，有没有阴阳？何为阴？何为阳？大家都坐在这儿，怎么判断阴阳？你是阴还是阳？如果你说你是男的，就为阳，那就是简单化阴阳了，也就没有必要讲阴阳了。这么说吧，没有纯粹的阴和阳，只有阴阳的"象"。无论男女，如果你的身体一点病没有，你就叫一团太和之气，是分不出阴阳的。如果这时有一个女孩上课时的眼神是散的、恍惚的，那就是她的思绪在走神，当她对某个男生出现情感诉求的时候，就不再是太和之气，而是有阴阳了。所以，阴阳，只有在病态中才有意义。从这个角度说，恋爱，也是一种病，是因为缺失阴阳的某一方面，而试图补充那一方面，以求得完整。所以，好的恋爱，是让我们重归一团太和之气，因为完整而美好；不好的恋爱，是自己偏性的大爆发，是无法完整的残缺。

中国文化重的是"象"，这个"象"更像是一种格局，而不是那种每一

个皱纹都逼真的"像"。大象的"象"与照片的"像"的区别在于：大象是活的，有生命的；而照片的"像"只是逼真，却是死的。这就好像有的粉丝见到偶像会激动地说：我总算见着活的了！其实，他实际上想说的是，我总算见到真人了。中国文化求的这个"象"，是真，"相对象"是看对方的本真，而不是只看照片。照片是很骗人的，"相对象"不可以只看照片，一定要看本人，看本真，要看那个"活"，看那个"气"和那个"真"。

中医的思维模式叫意象思维，中国画也是，不要求你绝对的"像"，但是你要把里面的精气神画出来。这才是最重要的，我认为这是中国画和西洋画一个根本区别。关于阴阳，在中国文化里有诸多"象"，在人间，就是天地，天为阳、地为阴；在人，男为阳、女为阴；在寰宇，太阳为阳，月亮为阴。

天地之间最显而易见的阴阳之"象"就是太阳和月亮了，在远古的神话中，天上有 10 个太阳和 12 个月亮，10 代表圆，12 代表方，这是古代"天圆地方"一说的正解。古人绝没有傻到认为"地"就是方方正正的东西，"天圆地方"也是取象比类，"天圆"用来比喻阳，"地方"用来比喻阴而已。白天为阳，夜里为阴，故太阳为最大的阳，月亮为太阴。在神话中，原本10 个太阳是一天出来一个，但有一天，这 10 个却一起蹦出来了，于是就有了"后羿射日"的传说。其实这只是对远古大旱时期的神话解释，但一个太阳的事实也为中国后来的君主一统的观念铺垫了理由，而 12 个月的说法则沿袭至今。无论如何，阳比阴少，无非是在暗示我们阴阳的比量问题，阴和阳，绝不是等量的概念，而是在天上，12 个阴气必须配备 10 个阳或一个阳才算适宜。

而对这一说法的"生活解"，则是古代帝王为何一定要有"一后三宫九嫔七十二妃"。

世所周知，中国古代皇帝拥有大量的嫔妃，那仿佛是一场阴暗的悲剧，一个拥有无上权力的男人和一大群女人及一些不男不女的太监们生活在一个幽暗的宫殿里，而西方人则惊讶于中国皇帝超人的性能力。事实究竟是怎样的呢？皇上又叫天子，是说他是天的儿子，天的儿子要干一件事叫"替天行道"。所以皇帝一辈子要娶多少个老婆？在《周礼》里一定是个定数，你不见得要睡这么多女人，但是你一定要娶这么多女人，因为你是在替天行道。在《周礼》中说："王之妃，百二十人，后一人，夫人三人，嫔九人，世妇二十七人，女御八十一人。"在《周礼·天官冢宰》注中说："女御八十一人当九夕，世妇二十七人当三夕，九嫔九人当一夕，三夫人当一夕，后当一夕。"一共 15 个夜晚。之所以这样安排，也是源于阴阳的理念。在传统的观念里，天上最大的"阳"是太阳，要由 12 个月亮来配；地上最大的"阳"就是皇上了，最大的"阴"就是皇后了，以人象应天象，那么只有阴历十五、十六月圆的时候，皇帝和皇后才可以共寝，因为阴历的十五、十六，月亮最圆，叫太阴。太阴之气最足的时候，太阳也最足。而女子的月经恰恰跟月亮的潮汐有关，所以一个身体好的姑娘一定是那两天来月经，这也是古代皇后生育力偏低的原因……中国古代文化喜欢说一句话叫花好月圆日，就是说月圆之时，天地之气才祥和，这时受孕的孩子也得天地之祥和。阴历十五、十六以后，月亮有缺了，阴的力量也就偏弱了，因此要由几个女人来共同陪伴皇上，以满足天地阴阳的匹配，到月黑风高夜，就得一阳斗群阴了……千万不要以为这是古代帝王在为自己奢靡的生活寻找理由，这源自古代"天人合一""阴阳和合"的观念，是古人对天而生的敬畏心理的结果，只是百姓不屑于去追究这其中的文化根源，不去象天，而是仿人，安享起一夫多妻的生活来了。

所以说，学传统文化，关键是要明白其中的思维方式和看待世界、理解世界的方法，而不是僵化地去模仿。现在好多人学《易经》、学风水，如果学这些没有提升你做人的格局，反而让你惴惴于生活，那你就是没有学到里面的正道。

我记得有一次特别有意思，一帮学《易经》和风水的神算家开会。每个人都拿着罗盘给自己找座位，我当时就崩溃了，我说你们各位"大仙"先找吧，那最坏的"死门"我来坐。但我心里明白一件事，至少我比你们气都壮，我敢往那个死地儿上坐！再说了，开个会都非得用罗盘找座位，已然一点儿革命精神都没有了，未来的生活得多艰难啊！人算不如天算，至于如此嘛！我的建议是：与其这么学，不如不学，来此一世，处处算计，把美好人生都耽误了。

总而言之，学传统文化一定要脑子活，千万别认死理，认死理就没法讲了。

天气，清净光明者也，藏德不止，故不下也。

天气在此，就是阳气、先天、真阳等一系列的代名词，关键是看你对这个概念理解到哪个层面。如果你理解到阴阳的层面，它就是阳气，如果你理解到先天的层面了，它就是先天。我说了，学中国文化第一条就是脑子活，别轴，别较劲。较劲，学不了中国传统文化。

天气，就是最清净光明的象征。阳，就是光明，容不得一丝渣滓，容不得一丝阴霾，容不得一丝寒邪，其德性就是"藏德不止"，即健运不止，也就是《易经》所说的"自强不息"。天和阳，在《易经》里叫"乾"，其德性是"自强不息"，在中医里叫"藏德不止"。阳的一个特性是什么？就是老在那儿动，就是"天行健，君子以自强不息"。

任何东西都要看它的两面，一个是它的本性，一个是它的德性，我们北京人骂人说"瞧你这德性"，这是什么意思？本性是体，德性是用，全看德性怎么用。本性是体，"清净光明"就是体。光"清净光明"有什么用？没用，关键看这个"清净光明"怎么用。"藏德不止"就是用，就是永远在运化精华。

下篇·四气调神大论

249

我还是举个例子吧，我们中国人给上天取了一个名号叫"天帝"，天，就是体；帝，就是用。这两个字分别代表了"天"的本性和德性。

"天"字，就是人之上，下面的"大"就是人体的正面像，上面一横代表"天"。天下是什么？天下就是人，所以"天下即人身"。什么叫"帝"？这个字上面是一个冠冕，底下是一个"巾"，这个巾就是遮着布。所以，帝是什么意思呢？"帝"，其实是中国古代的原始男根崇拜的代名词。巾，就代表男根，男根戴了冠冕，表示这是最至高无上的男根，所以"帝"翻译过来就是最大的生殖器。因此，天的本性是人之上，而"帝"就是天的德性，也就是生生不息。唯有生殖力可以使万物生生不息，而这个生生不息，才是老天给予人类的最大恩惠。

地呢，地的本性与德性又是什么呢？地字，偏旁"土"是地的本性，土，主收纳万物。"也"字，女阴也。《说文解字》说"也"字即女阴，也就是女性生殖器。所以你看中国字不是乱造的，地的德性就是化生万物。天帝的"帝"和土地的"地"恰似乾坤二卦，一个是"自强不息"，一个是"厚德载物"，二者氤氲，化生万物。由此说来，任何事物都有本性、德性，回去我们也要沉思下自己的本性是什么？自己的德性是什么？把这个题目立起来，也叫明心见性，别活了一辈子，都不知道自己本性是什么，德性是什么，再想一下，人与人的交往到底是交往你的本性，还是德性呢？

好，回到原文。

天的本性是"清净光明"，德性是"藏德不止"，永远在那儿运化，故不下也，指阳气不可以随便耗散，一定要散的话，也要知道要散给谁。

天明则日月不明，邪害空窍，阳气者闭塞，地气者冒明

天明，这里的"明"当为"蒙"，指阴霾。"天蒙则日月不明"这句指：雾霾天，阴阳都不清爽，太阳月亮都不清爽。雾霾天对人体有伤害吗？有，因为雾霾天时，阴和阳混沌不清，你就没法汲取它的正能量，更何况还要吸收它不好的能量。这时候要么是阴阳的过度消散，要么属于"虚阳外越"，要么是阴阳不交通，这些都属于是阴阳不明。这些都属于"邪害空窍"——邪气侵犯空窍。空窍，在人体是眼、耳、鼻、舌，前后二阴，这些空窍，是五藏与外界沟通的桥梁，一旦受伤，就属于"阳气者闭塞，地气者冒明"，指阳气闭塞，阴气不明，即阴阳之气隔绝之象。

什么叫"虚阳外越"？我举个例子你马上就懂了。如果有要去世的老人突然精神了，脸上突然有了一抹嫩红，就要小心了。这就是阳气收不住了，底下全空了，就那么点阳气飘在脸上，这就叫"虚阳外越"。满面红光，对人未必是好事，正常人的脸，应该都像小婴儿的脸，略黄，滋润而已，而不应该是"红"。老人之所以脸上有红光，除了虚阳外越之外，还有一点，就是脸上的绒毛都没了，含不住光亮了，皮主收敛，毛主宣散，毛没了，

肌肤腠理的交通能力也就消退了。

人体若有蒙蒙的感觉，也是阴阳交通出问题了。阴阳交通出问题就是"邪害空窍"，就是邪气占据了你的眼、耳、鼻、舌这些空窍。人体的心肝脾肺肾全靠"窍"来跟天地交通。六腑有没有窍？没有，六腑本身就是空，相对于五脏的"实"，胃、大肠、小肠、膀胱等六腑的本性就要长空。"邪害空窍"，就是邪气占据了空，空就指的是六腑，窍，指的是五脏之"窍"，这两个字一定要看清楚。空和窍，都是气机运转的地方，被邪气占据了，空和窍就不得运转，人体就出大问题了，大问题就是阳气闭塞，阴气阻隔。

五脏是什么？五脏有一个特点就是"实"。实的东西才需要开窍，天地万物，实的东西都要有"窍"，比如早晨和傍晚看山，会发现山上有些地方在冒气，那就是山之窍。五脏的窍，心开窍于舌，能不能说话，说没说错话，全是心的问题。舌头一旦不灵巧，比如你舌头突然大了，或者是舌头突然小了，这些都是心脏的问题。

那么，我们看一下五脏之窍。肝开窍于目，脾开窍于口，脾主肌肉，我们身上有一块纯肉，就是嘴唇。嘴唇的所有问题都是脾的问题，比如嘴唇老起皮，嘴唇上老溃疡，嘴唇边上长疙瘩，全是脾病。

肺开窍于鼻，就是鼻孔。鼻孔里头为肺气所主，原先有个病人，总流鼻血，奇葩的是她一流鼻血就去医院，然后医生就用什么东西焊死她的出血点，快焊了上百次了，把这人虚透了。其实这是肺有问题，后来她服过中药就好了。

鼻炎和过敏性鼻炎我专门讲过，我小时候是严重的鼻炎患者，后来就彻底明白了鼻炎和过敏性鼻炎的差异，得鼻炎的人性情很要强，却活得压抑，且多思虑，思伤脾，长大后离开家，鼻炎就无药而愈了。其实好多人的鼻炎都因为离开家而痊愈，可见家庭对人的压抑。这一般是因为太有个性，而又被父母管束，又不敢反抗，人就压抑。那时我最喜欢的画就是蒙克的《呐喊》，可见对世界的厌恶和愤怒。鼻子上通于脑，思虑过度，又运化不开，就鼻塞呼吸不畅，或者是拒绝与世界交通的潜意识所为，总之，一旦远离那压抑的环境，人很快就可以畅快地呼吸，病也就不药而愈了。其实，这也是告诉大家，有些病，无须治疗，换个环境就好。

过去人是鼻炎多，现在人是过敏性鼻炎多，过敏性鼻炎属于免疫力低下症。这么说吧，鼻炎是实证，过敏性鼻炎是虚证。得鼻炎的人都有点性格，是隐秘的沉思者。可过敏性鼻炎就是另外一回事了。

刚改革开放的时候，我们才知道有一个新的词叫过敏性鼻炎，而且还是国外传来的，起初，人们认为这个病跟环境有关，可国外环境那么好，依旧有大批的这类病人。当我们的生活节奏加速后，也开始有大批的这类病人，而这个病因为属于免疫力低下症，所以西医并没有特效药，中医有没有特效药方呢？有，但是没有几个人敢用。为什么一直不敢对外讲《伤寒论》呢？也是怕百姓乱用药，可是《伤寒论》真的了不起啊！

过敏性鼻炎初起的时候，可以用《伤寒论》里的一个方子："麻黄附子细辛汤"。如果是已经好几年的老病人，这药就不太管用了，得先吃别的方子，但最后还是用此方。

这个方子是《伤寒论》里的名方，少且精妙。能治好多病，但是现在基本上在药房拿不到，知道为什么吗？

第一，麻黄里因为有麻黄素，所以中医也按西药成分论，认为麻黄属于兴奋剂，要签字盖章才可以买。

第二，附子里有乌头碱，也认为有毒，医院里的医生也没几人敢开此药。幸好现在有一帮火神派，为此药正过名，但真正知其奥妙的，也寥寥无几。

第三，细辛这味药，不知为何药典里只许开三克，也认为能毒死人。

就此，三味"神药"组成的一个神方就寿终正寝了。总之，西医杀人无罪，中医救人无功。医生也都有老有小，都不愿担那么大的风险，因此，中医要想振兴，还真有很长的路要走。更何况，此方只有三味药，没钱赚，所以也没人开。现在很多医生要靠卖药赚钱，恨不得一副药开 30 多味药，最多的 100 多味，如此浪费资源，真是让人泪目。

先说说麻黄吧，古书说麻黄"轻清而浮，升也，阳也，无毒。入手足太阳经"。"入手足太阳经"也就是小肠经和膀胱经，入手太阴肺经，可以发汗解表，祛风散邪，治春时温病，治夏秋寒疫。过敏性鼻炎一般发作时间跟节气有关，春秋发作最多，而麻黄正好有治疗春秋时疫的作用。过敏性鼻炎有被憋的表现，人体自救就是靠打喷嚏来驱寒，而麻黄恰好可以揭盖子，散表寒。宜少用，不宜多用，多用则大汗亡阳。

附子呢，古书说附子"大热，浮也，阳中之阳，有大毒。大者为天雄，小者为川乌。天雄过热，不可用；川乌热太劣，不若附子之适于用也。制法：每个用甘草五钱，煮水一碗，将附子泡透，不必去皮脐尖子，正要全用为佳。取甘草至仁，以制不仁也。无经不达，走而不守，但可为臣使，佐群药通行诸经，以斩关夺门，而不可恃之安抚镇静也。去四肢厥逆，祛五脏阴寒，暖脚膝而健筋骨，温脾胃而通腰肾，真夺命之灵丹，回春之仙药也。用之当，则立刻重生；用之不当，则片时可死。畏之而不敢用，因循观望，必有失救之悲；轻之而敢于用，孟浪狂妄，又有误杀之叹"。"麻黄附子细辛汤"中有附子固摄五藏，有麻黄宣散表寒，有细辛专散肾寒，所以良效非凡。

细辛，"气温，升也，阳也，无毒。入手足少阴。止头痛如神，治诸风湿痹，尤益肝、胆之经。肾得之而温。利窍清痰，止迎风泪眼，疗妇人血闭，祛在里之寒邪。口臭齿肿，含漱亦良。但只可少用，而不可多用，亦只可共用，而不能独用。多用则气耗而病增，独用则气尽而命丧。可不慎欤"。过敏性鼻炎有一个特点就是每天早晨起来要打无数个喷嚏，喷嚏从哪儿来的？从肾来。喷嚏是人体试图要把寒邪从肾那儿带出去，而细辛恰好专寻肾寒，肾寒一去，喷嚏立止。

奉劝诸位，若想未来自救，则《黄帝内经》与《伤寒论》是两本自救圣典。《黄帝内经》是不用药的生命宝典,《伤寒论》是用药的生命宝典。《伤寒论》大道至简,一个方子一般不超过七味,辨证准确,可用之如神。

关于肾窍,《黄帝内经》说"北方黑色,入通于肾,开窍于二阴",但很多人误认为"肾开窍于两耳"。其实,《黄帝内经》说"南方赤色,入通于心,开窍于耳"。因为舌头看上去不是窍,所以道医说"舌为心苗"。如此,耳病,一定与心情有关,与肾精不足有关。我看过一例突发性耳聋的案例,有一个女的正好来月经时与她老公吵架,大怒之下,立马闭经,同时突发性耳聋——两耳什么都听不到了。刚开始吃药时,她两耳狂痒,要通不通,则为痒;气到血不到,则为痒,可见大怒伤气又伤血,让她坚持吃药到下一个月来月经之前。果真,吃到下个月月经来的那一天,两耳突然就开了。这也说明了下窍不通,上窍也会不通,下窍开则上窍亦开。所以,这也是《黄帝内经》所说的真正内涵吧。

"邪害空窍"的话,就是阴阳不交通,"阳气者闭塞,地气者冒明",阳气如果在上面被憋了,地气在下边也就不行,就不明了,隔绝了。阴阳交通,是一个大问题,地气和天气要交通。有一个海员曾经跟我讲过,他说我们常年在海上,一旦到了陆地我们的腿脚就是软的。这就是不接地气造成的,人世间也就有了"漂泊"一词。

云雾不精，则上应白露不下。

这句翻译过来就是：地气气化上升而为云雾，天气气化下降为雨露。天地之气隔绝的话，云雾不能输精于上，雨露则不得布施于下。其实天地阴阳交通特别简单，河流、湖泊、大海蒸发上去变成雨，再疏布下来，就叫天地阴阳交通。

从中医讲，水液在三焦的分布状态分别是：上焦如雾，中焦如沤，下焦如渎。关于"云雾不精，则上应白露不下"，我们可以举干燥症的例子讲一讲。

目前有一个病，西医没法治，叫作不治的癌症，即干燥症。干燥症有什么症状？就是这个人嘴巴里全是干的，吃个馒头得就着水，吃饭不产生唾液，渐渐地会鼻孔干、眼睛干、阴部干。西医对这个病不知道从何下手，所以叫"不治的癌症"。

有个中医大夫也得这个病，她问我：肾液为唾，没唾液了，不就是该滋阴吗？可她吃了一大堆地黄等滋阴药后，反而口腔越来越干，这是为什么呢？所以，能不能治病，在于你明不明医理，而不在于你是不是医生。你若总说自己是有师承的，不会治病的话，就更辱没了你的老师，甚至让人怀疑你老师是否徒有虚名？再说了，医圣张仲景也没上过医学院，现在医学院倒多，可又曾培养出半个张仲景没有？所以，我也总劝自己的学员，你们不要以人为师，而是要以经典为师，以《黄帝内经》和《伤寒论》为师，才是上上、至简大法。

我们讲一下干燥症。你嘴巴湿润不湿润这件事，跟什么有关？跟肾有关，肾在五脏之最下，为水。水往低处流，这是水的本性，但生命就是奇妙，肾水的德性恰恰是可以逆向而行，气化后的肾水就是唾液。如果肾水按其本性下行，就是腿肿、脚肿，就是病。是什么力量让肾水上行的呢？就好比这有一盆水，我们用什么办法让水汽蒸腾呢？大家都知道，需要加热，或蒸发，而且上去的不是水，而是水汽。所以让肾水上行的根本在于阳气，阳气足，则云雾精，上应白露则下。所以，要想治愈干燥症，就要解决两个问题，一是加强上下交通的能力，也就是心肾相交的能力，加强心火对肾水的照射和温熏，这就是蒸发；二是加强人体阳气，肾阳足，则肾水方可蒸腾、上行，而不是滋阴。那位中医大夫之所以治不好自己的干燥症，是她认为没有唾液是肾水不足，而不明肾水上行的动力在哪里。她的做法是滋阴，就好比一味地往盆里加水，本来阳气就不足，越加水，就越耗散阳气的运化能力，就越难蒸腾向上，就口越渴。肾水要动起来，靠的是肾阳。归根到底，真阳足，心肾交通好，则嘴里有唾液如甘露。具体治疗方法和用药方法，我在这里不便多说，这里边有两个原因。第一，中医没有广谱药，所谓广谱药，就是像西医那样，不管是你哪里疼痛，他都上止痛药，因为他没有治病，而是在抑制你对疼痛的感觉。大多数人不明此理，认为中医应该像西医那样，只要报上病名，中医就应该有个现成的方子给你。第二，更何况中医还有"异病同治"和"同病异治"。"异病同治"，就是不同的病，因为在一个证里，就可能开相同的方子；而"同病异治"，就是可能这会儿来了四个发烧病人，一个是太阳发热，就可能开桂枝汤或麻黄汤，另一个若是少阴发烧，就可能开麻黄附子细辛汤，等等。说白了，就是貌似相同的病症，可能开不同的方子。这就是中医的奇妙之处，也是它人性化的表现。另一个原因就是，中医看病需要望闻问切，不见到本人，就无法判断准确，因为同样是干燥症，可能用不同的方子。

但生活当中，要想加强心肾相交，让唾液多起来的方法还是有的：比如，卷舌功，当老师或干销售的都属于"开口神气散"，所以歇着的时候，自己要卷着舌头待着，而且嘴里的唾液要细细地体会，唾液分上、中、下三等，最上等的一定是甘味的，叫甘露。甘和甜可不太一样哦，过甜，也是有病。

交通不表，万物命故不施，不施则名木多死。

"交通不表"，就是阴阳不交通，万物之命生化不力，万物都不生长，名木多死。总之，要想生命好，就是阴阳得交通，阴阳不交通，树木尚且多死，更何况人乎？！

就此，我们通过理解治疗干燥症的方法，把这段解释了一下。最起码你现在要明白治疗此症不应该补肾水，而是应该补肾阳，应该用附子，而不是用地黄。附子是专门调动坎水里那一根真阳的。

因为对中医理论的理解不同，中医内部有两派，一派叫滋阴派，重用地黄；一派叫扶阳派，重用附子。这两派相比，滋阴派不得罪人，给你吃补药，就是补死了，你都不会怨他。而扶阳派因为要用附子，会担很大的风险，都说这世上不怕真小人，而怕伪君子，可在治病上，能遇到真正的勇士不多，遇到了，一定要珍惜啊。要不，就好好学习经典，自己给自己下《伤寒论》的方子，好好体会其中的妙境。有人会说，吃死了咋办？！这事好像不那么容易，用几根草根树皮就能一下子把自己吃死，也算神人了。

自学中医，有一个最大的优势，就是学的东西不杂，中医药大学为什么很难培养出非常出色的医生？因为他学杂了，且常常按西医思维学习，没人教他中医的思维方法，所以，成就者寥寥无几。学医一定要杂学，哲学、历史等全懂，学起中医来飞快。但不可以学杂了，四本经典足矣，《黄帝内经》讲医理，《神农本草经》讲药性，《难经》讲脉理，《伤寒论》讲方剂，你也别总想改张仲景的方子。学传统，最重要的是践行，而不是创新，先做个老实人，古方怎么来我们就怎么用，都用了几千年了，能不好用吗？

六

——

贼风数至

> 恶气不发，风雨不节，白露不下，则菀槁不荣。贼风数至，
> 暴雨数起，天地四时不相保，与道相失，则未央绝灭。唯圣人
> 从之，故身无奇病，万物不失，生气不竭。

恶气不发，风雨不节，白露不下，则菀槁不荣。

"恶气不发"，指浊气不散；"风雨不节"，指气候乖乱，风雨不按节气来；"白露不下"，指阴精不降。这三种情况就会造成"菀槁不荣"，菀指的蕴积，槁是指稻禾，也就是植物不茂盛。这些都是用天地自然来说明身体内部的问题。不管是草木，还是谷物，只要浊气不散，风雨不调，阴精不降，生命就谈不上美丽健康。

贼风数至，暴雨数起，天地四时不相保，与道相失，则未央绝灭。

这句是说贼风总是到来，暴雨反复发作。"天地四时不相保"这句，天

地，指脏腑阴阳；四时，代指真阴真阳，也就是脏腑阴阳就会错乱。"与道相失"——天地阴阳不因循常道而行，则未央绝灭——生命就会半路衰亡。央，久也，未央，就是"不久"，就是一半，即人活不到一半岁数就会死掉。

这里讲一下"贼风"的问题，前面我们在《上古天真论》篇讲过"虚邪贼风，避之有时"，在这儿，我们换个角度，再讲下"贼风"，其实，此处我们要讲贼风导致的"中风"问题。

《黄帝内经》由两本书组成，一本就是我们现在讲的《素问》，另一本是《灵枢》，讲经典最好的方法是"以经解经"，就是用经典解释经典，比如用《素问》解释《灵枢》，或用《灵枢》解释《素问》，这样才是最忠实地解释经典的方法。比如，要解释"贼风"，恰恰《灵枢》里就有《贼风第五十八》篇，我们看一下：

黄帝曰："夫子言贼风邪气之伤人也，令人病焉，今有其不离屏蔽，不出室穴之中，卒然病者，非不离贼风邪气，其故何也？"

黄帝问岐伯："您说贼风邪气伤人，让人生病，但现在有人没有离开屏蔽、屏障，屋子里严严实实的，却突然中风，并没有见到什么贼风、邪气，会是什么原因呢？"黄帝这问题提得多好，我们一般说贼风是什么？是指睡觉的时候没关好门或窗，把自己的脸吹歪了的那种邪风。可如果屋子里同时睡了两个人，你嘴脸歪了，而他嘴脸没歪，那原因肯定是跟这个人相关的了。一般来说，一定是自己心里有事、内心愁苦的人会中风，因为心里只要一有事，气血就往里聚，体表就虚，体表一虚，虚邪贼风就会乘虚而入。感冒也是一样的道理，我们这一屋子人，出去被凉风一激就感冒的，一定是心里有着急事，或情绪不稳定的人。可黄帝在此处说，屋子里严严实实的，怎么还有人中风？

我们还是看岐伯的解释吧。

岐伯曰："此皆尝有所伤于湿气，藏于血脉之中，分肉之间，久留而不去；若有所堕坠，恶血在内而不去；卒然喜怒不节，饮食不适，寒温不时，腠理闭而不通。其开而遇风寒，则血气凝结，与故邪相袭，则为寒痹。其有热则汗出，汗出则受风，虽不遇贼风邪气，必有因加而发焉。"

"此皆尝有所伤于湿气"的"尝"，是"曾经"的意思，即那中风的人还是因为原先曾经被湿邪所伤，尽管屋子里很严实，因为湿邪藏在血脉肉腠之间，久留而不去，才导致中风。

并且，岐伯在此解说了五种情形会导致中贼风。

第一种情形是湿邪导致中风。他说，中风的人一定是曾经伤于湿气的人，湿气藏在血脉当中，久留而不去，是说湿气长久地藏在肌肉腠理之间，遇邪气，就会遭贼风侵袭。

现在大家太关心湿气的问题了，那湿气怎么形成的呢？打个简单的比方吧，一顿饭吃进去，化出的精华，第一部分要先供给心、脑、肾这些最重要的器官。第二部分是支持脏腑运动，五脏六腑互相运动也是需要能量的。如果还有剩余，就要储备起来以备不时之需，储备在哪儿呢？就是储备在肌肤腠理之间，如果你锻炼的话，这些就化成肌肉。如果你不锻炼，久而久之存在这儿的东西又多，又不用，久存而不化，就成湿气。什么能化湿气呢？阳气。阳气虚，则气化无力，湿气越重，就越难化，因为需要更多的阳气来化它，久之，再遇寒邪，则凝聚成"痰湿"。痰湿比湿气更重，如果这个人思虑再重，脾不运化，就容易长脂肪瘤。痰湿若侵犯心包，就叫"痰蒙心包"，人就迟钝，或者失智，所以阿尔茨海默症也与此有关。因此，每天确实要有适量的运动，或少思虑，让脾充分运化，才可以阻止"湿"和"痰"的形成。

岐伯认为，导致中风的第二种情形是身体内有恶血，也就是瘀血。"若有所堕坠，恶血在内而不去"，"堕坠"，即摔伤，并由摔伤导致身体内有瘀血。这个在现代的表现就是车祸后遗症，很多人只是在车祸后检查有没有骨头受伤，而忽略了车祸碰撞造成内部瘀血的问题。这些人越老越觉得身体别扭，但又查不出原因。其实，在车祸的瞬间，身体各器官都可能移动了位置，更何况内部若有瘀血的话，人体自保功能会时时调元气去化瘀血，久而久之，身体内虚，也容易被贼风侵袭。车祸后遗症是一个目前急需重视的问题，能在车祸后做个身体骨盆、骨架调适及五脏六腑的安抚，是非常必要的。

岐伯认为，导致中风的第三种情形是情绪的大起大落。"卒然喜怒不节，饮食不适，寒温不时，腠理闭而不通"，"卒然"，就是突然。"喜怒不节"就是情绪错乱，喜，主宣散；怒，就是被憋。情绪的动荡，再加上饮食不适，"寒温不时"，就会造成腠理闭而不通，眼斜口歪。

治疗中风，不能老盯着眼斜口歪的脸治，要先打开此人的心结。比如，曾有一人，体内素有湿邪，又遭人骗走了巨款，顿时腠理闭而不通，憋在那儿了。大家一定要知道，有钱人被骗，更哑巴吃黄连，更憋。穷人被骗走10元钱，顶多磨叨几天。有钱人呢，一旦被骗就不是小数目，还好面子，无处诉说，只能自己憋着、恨着、悔着，更何况，人只要倒霉就祸不单行，一件一件糟心事都跟着来了。其实，之所以这样，是人倒霉的时候脑子不清楚，会一件事办错了，再办错一件事，一个冲动跟着一个冲动，气火攻心，就会中风。

岐伯认为，导致中风的第四种情形是新寒与旧病相连。最近有人问我，夏天可不可以洗冷水澡？从原理上讲，夏天洗冷水澡并不能使人凉快，而且还伤肌肤腠理。夏天郁热，肌肤腠理都开着以泄热，这时候你一洗冷水澡马上就把毛孔闭住了，这时人体会激发出更多的力量把热往外带，又得把皮毛打开，这时你再吹空调，那就要命了。毛孔反复开合就伤肺，肺为身体里最娇嫩的脏器，一旦受伤，就难治。其实，发烧也是这个原理，本来发热是人体要把寒邪攻出去，你帮帮忙用麻黄或桂枝等药把它宣散出去就好了，这时你若冰敷，就憋住了宣泄，用大寒药就会新邪与旧邪相袭，留在身体里就是寒痹，也会表现为中风。

岐伯认为，导致中风的第五种情形，是汗出太多造成内虚，也容易中风，"其有热则汗出，汗出则受风，虽不遇贼风邪气，必有因加而发焉"。汗为心液，大汗淋漓则伤心，心为生命之动能，心伤则不能泵气血到体表，体表就虚。这时，即便没有贼风，人也会因为内虚而中风。

本来岐伯已经回答得很全面了，可黄帝还是接着追问：

黄帝曰："今夫子之所言者，皆病人之所自知也。其毋所遇邪气，又毋怵惕之所志，卒然而病者，其故何也？唯有因鬼神之事乎？"

这段翻译过来就是——黄帝说："你以上所言，都是病人所自知的了，但有一种，这种人没有遇到过邪气，也没有看见他怎么生气，却突然中风了，口眼歪斜了，这是什么原因呢，难道是遇到鬼了吗？"这个问题提得太好了，我们不是一听到某某噩耗时总惊呼："看他身体很棒啊，怎么突然就死了呢？！真是遇着鬼了。"而岐伯的回答更棒。

> 岐伯曰："此亦有故邪留而未发，因而志有所恶，及有所慕，血气内乱，两气相搏。其所从来者微，视之不见，听而不闻，故似鬼神。"

岐伯回答说："这个依旧是有故邪留在体内，而未发作，你以为他现在不生气，以前就没生过气吗？"内有旧疾，他的情绪上始终都有他所憎恶的东西，也有他所爱慕、欲而不得、想得到而没有得到的东西。这些都会让他血气内乱。两气相搏，指阴阳之气纠结不通，虽然他表面上不露声色，但里面气血全是乱的。"其所从来者微，视之不见，听而不闻，故似鬼神"——只不过病因的表现极其细微，用肉眼是看不见的，用耳朵是听不见的，所以看上去像鬼神致病而已，但你若用心眼看，用心耳听，是一切昭然的。他是从来不发脾气，但越是不发脾气的人，可能里面憋得越狠，一旦爆发出来，要么要了自己的命，要么杀死别人。

▶ 不良情绪会让人血气内乱。

> 黄帝曰："其祝而已者，其故何也？"

黄帝进一步逼问："其祝而已者，其故何也？"意思是，那些只靠"祝由"的方法，而不必扎针吃药就能治好的病人，是什么原因呢？在这儿，出了一个新的治病方法：祝由。

岐伯曰："先巫者，因知百病之胜，先知其病之所从生者，可祝而已也。"

岐伯说："上古有巫，知道百病之所胜，胜，就是疾病胜负循环的过程，因为巫知道百病产生的原因，所以用'祝由'的方法就可以治愈百病。"

先说"巫"，上古通天地神明的人，女的叫作"巫"，男的叫作"觋"，或"祝"。从感知力上讲，女巫通天的能力更强，但男巫对人的控制力更强，于此，男巫最后就兼大酋长和巫术于一身。

再说"祝由"，古代中医除了针、灸、药、砭、按蹻，还有一种神奇的疗法叫祝由，祝由就是靠念咒和意念，还有画符等治病。祝由比后来的符箓派要高级，符箓派画的符里都有药，比如朱砂等，而祝由，有点玄妙的意思。

关于祝由，是指古代巫师作为人与神的中介，以鬼神或祖先的代言人的身份而为人们祝说病由。上古有大巫叫苗父，他治病是"以菅为席，以刍为狗，北面而祝，发十言耳"。就是他用草做成席子，用草扎一只狗做祭祀品，面北而祈祷，一直说个不停。因此，巫的主要职能，是悦神以驱鬼，他们采取歌舞、占卜、祭祀、祈祷、祝由、咒禁等方法，来感动鬼神，或降伏鬼神，达到祛疾消灾的目的。故，上古有大巫医如苗父、俞跗、巫咸等。苗父用刍狗；俞跗移精变气，祝由而已；巫咸祝树树枯，祝鸟鸟坠。总之，中国古代有巫文化和史文化，巫文化的陈述是一种咒语式的、非理性的表达，而史文化的陈述是一种逻辑的、理性的表达。前者强调神（望而知之）、圣（闻而知之），强调"心识"与"直觉"；后者重视工（问而知之）和巧（切而知之），强调"思维"与"推理"（辩证）。

《黄帝内经》在《素问·移精变气论》中说：

黄帝问曰："余闻古之治病，惟其移精变气，可祝由而已。今世治病，毒药治其内，针石治其外，或愈或不愈，何也？"

黄帝问："我听说上古治病，只用移精变气的祝由方法就可以治愈病人。今世治病，用毒药治其内，针石治其外，有人治愈，有人却全然无效，为什么呢？"

岐伯对曰："往古人居禽兽之间，动作以避寒，阴居以避暑；内无眷慕之累，外无伸宦之形，此恬淡之世，邪不能深入也。

故毒药不能治其内，针石不能治其外，故可移精祝由而已。当今之世不然，忧患缘其内，苦形伤其外，又失四时之从，逆寒暑之宜，贼风数至，虚邪朝夕，内至五藏骨髓，外伤空窍肌肤，所以小病必甚，大病必死，故祝由不能已也。"

岐伯回答说："古代人和大自然生活在一起，活动身体以避寒，住在茅棚里以避暑；内心没有情绪的拖累，在外没有名利之劳苦，那是一个恬淡的时代，邪气无法深入肌肤，所以不必用药治疗其内部，也不必用针石治疗其外部，用祝由的方法就可以了。现在的人呢，内心充满焦虑，外部又有劳役之苦，又不遵从四时之序，成天阴阳颠倒，对外不知躲避邪风，对内成天消耗身体，内伤五脏精髓，外伤空窍肌肤，所以小病必加重，大病一定死，所以祝由法当然不起任何作用了。"

今人看到岐伯的这段话，肯定无语。《黄帝内经》是上千年的书籍了，可哪一句没说到今人的痛处呢？

总而言之，祝由，对上古人有效，对今人无效；对山野老农有效，对城市人无效；对小婴儿有效，对大人无效；对单纯的人有效，对复杂的人无效，为什么？因为这种玄妙的思想暂无科学的说法，因此无法详细论述。

唯圣人从之，故身无奇病，万物不失，生气不竭。

好，回到《四气调神大论》，"唯圣人从之"，是说只有圣人能够依从于天道，因此身无奇病。奇，在古代都是"大"的意思，是说圣人不会得很大的病，不是说圣人不得病，而是他们不得大病、怪病。反过来讲，我们之所以得大病、怪病，是因为没有依从天道。在圣人当中，我倒认为孔子是修为最高的，他不仅一生没得过什么病，仅有一次小病，子路劝他服药，他还拒绝了，还留下了那句："子之所慎：齐，战，疾。"一生最警惕的就是战争、疾病和斋戒。而且他临去世前还知道自己将不久于人世，提前安排了学生子贡处理自己的后事。什么叫修为？不是每天打坐、吃斋、念经，而是非常明晰自己是谁，并能够明了自己的来处、去处。

"万物不失，生气不竭"，是说，万物不失天道的话，就会生生不息。

总之一句话：就是人本于天，天本于道，道本于自然。什么叫自然？宇宙万物干吗不直接说宇宙万物，而说宇宙万物是"自然"？中国人为什么非得用这两个字来表达宇宙？"自然"和"天然"又有什么不同？还是得看《说文解字》，你才能知道中国为什么把"自然"这两个字叫作"自然"。自，是鼻子。所以，"自"就指呼吸，一个正常的、没病的人，对呼吸是无感的，是最自然的一件事，只要有感，比如呼吸不畅、憋闷，有呼吸声等，就是有病了，就是不自然。说实在的，无论练什么功，我最反对一开始就让人练呼吸，这样很容易搅得你气血全乱，一旦执着了，还容易走火入魔。

什么叫"然"？然字，有犬，有肉，四点水是火，火烤肉就产生香气，谁的鼻子最灵？犬，也就是狗，闻到肉香自然就跑过来，这就是"然"，就是本性。所以，自然，就是不被察觉的本性。本性，可以觉知，但不能干扰。"道法自然"就是叫你别较劲，只是用一颗安静的心，去听、去观、去照、去觉知，而盘腿啦，调呼吸啦，只是为了提升你"观"和"照"的能力，而不是修行必需的，因为，修行的目的不是你会盘腿了，而是你要通过观、照等，达到觉悟。

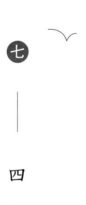

七

——

四
气

> 逆春气，则少阳不生，肝气内变。逆夏气，则太阳不长，心气内洞。逆秋气，则太阴不收，肺气焦满。逆冬气，则少阴不藏，肾气独沉。

这一部分是对四气的补充说明。

> 逆春气，则少阳不生，肝气内变。

此句是说在《黄帝内经》里，春气对应肝，如果忤逆了春气，就会遏制少阳胆气的生发，从而导致肝气的变化。

关于肝和胆的关系，我们知道一个成语：肝胆相照。

打个比方吧，如果说肝和肺是后天夫妻的话，那肝和胆就是先天夫妻。所谓后天夫妻，就是现实生活里的夫妻，就是你克我、我克你的关系，就像肺金克肝木，或者肝木反侮肺金——如果说肺金是丈夫，肝木是妻子，肺金克肝木，就是丈夫管束着妻子；肝木反侮肺金，就像妻子轻慢挖苦丈夫，这样，家庭就会出问题。有人会问：人，不是因为有爱情才结婚的吗？有是有，但大多是相爱相杀，不是有那么一句吗：不是冤家不聚头。而所谓先天夫妻就是无条件地你爱我、我成就你的关系，它体现了阴阳深刻的相知与互补。

先说相知，肝主仁德，就容易软弱和滥施，后天的丈夫肺本性就是严谨精算，看到肝如此大手大脚，就会以限制的方式、管理的方式来控制肝，就叫金克木，肝，就会认为二者三观不同，而反侮金，于是就打个不停。而肝的先天的"丈夫"——胆，就不会这样处理二者的关系。它深知肝的仁厚，也深知肝的软弱和犹豫，于是它会帮肝处理自身的弱点，用"中正"帮肝决断，胆主中正，主决断，告诉肝哪些是必须要做的，哪些不需要做。于是，肝就有新的成长。

> ▶ 好的爱情就是肝胆相照。

什么叫好的爱情？好的爱情是让两个人共同成长，就是肝胆相照。

逆夏气，则太阳不长，心气内洞。

这里说的太阳，在身体内部，指太阳膀胱和小肠。忤逆了夏气，在体表，就是太阳寒水膀胱被憋；在身体内部，就是太阳小肠吸收不了营养。而"心与小肠相表里"，是说心与小肠又是一对先天夫妻，小肠拼命地汲取营养，就是要供给心。若小肠缺营养，就帮助不了心，就会出现心气内洞、心血空泛的问题。所以，夏天呢，容易犯心梗，首先是心肾不交，常年熬夜就会心肾不交，兼之夏天天热，又大汗亡阳，汗为心液，诸多问题挤在一起，就容易心梗。

还是要看左肝右肺、上心下肾那张图，心和肾是一对儿，但它们称不上是夫妻，为什么呢？因为心为真阴，为姹女；肾为真阳，为婴儿。姹女和婴儿只需快乐地一起玩儿，而不必像夫妻那样纠结于生活，所以"心肾相交"，是指心与肾两小无猜的一种和合状态。这就好像有些人虽然没婚姻，但你不能认为他一生没爱过。所以，心与小肠的先天关系还是存在的，心就像一团火一样，天天热情洋溢，营养从哪儿来？后劲儿从哪儿来？从小肠来，小肠用大量的营养，供给着心的热情。而肾与膀胱的先天关系也是真实不虚的，肾要想足，其实是一直有膀胱的太阳之气在那儿支撑着，同时，心与肾，同为少阴，与太阳寒水又是表里关系。太阳被憋，心肾就要劳心劳力。打比方说吧，太阳被憋，人体就以"发烧"自救，心和肾就要从里边帮忙使劲儿，把寒邪向外赶，赶的过程产生的能量就会形成高烧。但只要一出汗，体表就宣开了，烧就退了。所以，人能高烧，说明心肾还有劲儿，没劲儿的话，就是低烧。高烧的可怕在于：高热老不退的话，少阴心肾就有衰竭的那一天，少阴心肾衰竭了，身体就崩盘了。所以治高烧，一是不必急着退烧，二是退烧一定要六经辨证，辨证准确后，一般三剂就能治愈。

所以，治疗通常有两种思路，庸医是压症状，压下去的总得反弹，所以，病会反复发作。而另一种呢，是发症状，把病邪彻底赶出去就可以了。可发症状这事，比如把低烧弄成高烧，很多人接受不了，所以天下的病就难治。

吃药过程中出现发症状这事，就像打扫房屋，你一打扫，灰尘就起来了。大病就如同修房子，身体五脏六腑重新安排的过程中，不是这儿肿了、胀了，就是那儿紫了、青了，这些都得忍耐，这说明治疗正在发挥效果，正往外发呢。有人说我扫了半天一点动静都没有，是咋回事？那是你家土太重了，扫不起来，得慢慢来，没有感觉就慢慢来，有感觉是因为人家土轻，一扫就干净。没感觉、反应慢的，得吃到一定程度之后才动。身体是有机窍的，早晚有动的时候。所以，凡看病的，都别问我啥时能好啊，这个得问自己，因为只有自己的身体明白什么时间会好。

逆秋气，则太阴不收，肺气焦满。

此句是说忤逆了秋气，则太阴脾土不收，就无法运化万物了。脾土不生肺金，肺气就不足，就会出问题。脾和肺，在中医，同属于太阴，"太阴不收，肺气焦满"——就是说脾胃一坏，就无法生气、生血，肺也就病了。

一到秋天，人就容易咳嗽，中医都觉得咳嗽难治，但如果看懂了这句，就知道咳嗽怎么治了，土生金，从脾胃治啊，脾胃一足，咳嗽要么直接就痊愈，要么就从虚咳变成狂咳，这还是在发症状，彻底把肺寒咳出去后，咳嗽就彻底好了。

脾土在哪儿？在中央，它没有后天夫妻，这是个有点孤独的脏器，孤独使它必须有点雌雄同体。它，也就是脾，是肺和肝的媒婆，是心和肾的保姆，没有这个孤独自强的脏器的调剂，我们整个五脏六腑就不能像一个家庭那样同舟共济。

但从先天上讲，脾还有胃这个好帮手，胃气要降，脾气要升，二者协调了，身体就舒服。

中医为什么可贵？因为它知道病因在哪儿，比如肺金没劲儿就是脾土不生。中医为什么一定要讲脾胃之气不可伤？只要这个人还能吃，就还有救。脾胃是生气、生血之所，别总想着让什么东西来给你补气补血，只要脾胃好，气和血都能慢慢恢复，脾胃一坏，气血的源头就出问题了。现在很多人一旦有点不舒服就求药，可就是好好吃饭、好好睡觉这两种最上等的药，不肯好好服用。更何况，很多病就是因为不好好吃饭、不好好睡觉得的。再说了，脾胃最容易消化的就是"饭"，若是吃饭都成问题了，吃药又有什么用呢？

也别总问我要不要去辟谷，刚看了一个电影，里面有个医生给一个狂躁的精神病人放了一大碗血，放血的说，看，她安静了！旁边一位医生说：那是没劲儿了，当然安静了。这世上，就是实在话很多人不愿意听。

逆冬气，则少阴不藏，肾气独沉。

"逆冬气，则少阴不藏"，少阴，指心、肾。心肾如果不知收敛收藏，精就不足，就得从肾中调元气，从而造成肾的负担，就是"肾气独沉"。

八

——

道者，圣人行之，愚者佩之

夫四时阴阳者，万物之根本也。所以圣人春夏养阳，秋冬养阴，以从其根，故与万物沉浮于生长之门。逆其根，则伐其本，坏其真矣。故阴阳四时者，万物之终始也，死生之本也。逆之则灾害生，从之则苛疾不起，是谓得道。道者，圣人行之，愚者佩之。

从阴阳则生，逆之则死，从之则治，逆之则乱。反顺为逆，是谓内格。是故圣人不治已病治未病，不治已乱治未乱，此之谓也。夫病已成而后药之，乱已成而后治之，譬犹渴而穿井，斗而铸锥，不亦晚乎？

夫四时阴阳者，万物之根本也。

开头第一句是指先天真阴真阳，真阴真阳是万物之根本。

所以圣人春夏养阳，秋冬养阴，以从其根，故与万物沉浮于生长之门。

好多人不懂这句话，就"傻白甜"地认为秋冬养阴就是秋冬要吃补品。错。第一，这句是说养后天的基础是养先天，要养真阴真阳而不是养脏腑。因为，脏腑的源头就是真阴真阳，而养真阴真阳的要点，是不耗散。这里涉及养生到底养什么的问题，这么说吧，圣人养先天，庸人养后天；圣人重视保养真阳元气，庸人却把吃喝当养生。

第二，春夏养阳，是指春夏养生发、生长之气；秋冬养阴，是指秋冬要养收敛、收藏之气。所谓养阳就是别憋着，所谓养阴就是该眯着就眯着。春夏，我们若不知该意气风发，我们就不知什么叫生命的绽放；冬天我们要不知道收着点，所有的东西就无法变成精华营养，并积攒着这些精华供给春夏的绽放。其实，就是要懂动静之道。生命，是有弹性的一种存在，能收放自如，才是自在的圣人。圣人能从根本上认知事物，所以才可以"与万物沉浮于生长之门"。

逆其根，则伐其本，坏其真矣。

此句是说如果你不知养真阳元气这个根本，你就有可能"伐其本，坏其真"，真，就是天性。比如说你想当然地认为吃好东西就是养，可你不知好东西也是要用元气来化的，比如蛋白吃多了，就拖累胰腺，长此下去，生命也被拖累了。

有的商家就是利用人的弱点骗钱。比如，人怕病、怕死、无明，以为保健品会帮到自己，人都想通过占有好东西来拯救自己，但人不知道高蛋白会增加胰脏的负担。高能量的东西要靠人调动更多的气血去化解它，在化解它的时候你觉得自己精神旺盛了，但不知这是提前动用了你的气血，天下没有免费的午餐，你不仅浪费了你的钱，还浪费了你的精。你提前预支了自己，是因为你的贪婪和无知。

故阴阳四时者，万物之终始也，死生之本也。逆之则灾害生，从之则苛疾不起，是谓得道。道者，圣人行之，愚者佩之。

这里为什么说"终始"，不说"始终"？这也是原始思维里的一个要点。一年之终，是冬天，没有冬天的"藏"，就没有春天的生发，也就没有春天的"始"。冬藏不足，春天还是个死，因为无精可以让生命开始。庸人看疾病，只看到昨天的行为。圣人看疾病，要看到上一气，即春天的病，要看冬天的情形，这就是圣人的眼界和对世界的理解。"死生之本"这句，同样是"死生"，不是"生死"，即圣人明白"反者道之动"，从来都是倒着看问题，而我们普通人只知顺着看问题，所以我们今人爱讲"始终"和"生死"，而古人，是"向死而生"。我们今人是生生死死，随波逐流。

"逆之则灾害生，从之则苛疾不起，是谓得道。"这里的苛，指沉疴重疾。这句是说，如果逆道而行，则灾害生；顺应生命之道，则疾病不会出现。这就叫得道。

"道者，圣人行之，愚者佩之"，此处"佩"是通假字，通"背"。"圣人行之，愚者佩之"，这个有好多种翻译，不明通假字读不了古书，"佩"通"背"，违背的背，但也有人说佩就是佩戴，道从来就不是用来炫耀的，但"道"，最怕背道而驰。行道者，走快走慢都得道，背道而驰，无论你走得多快，也完全没有得道的希望。

总之，道是用来行的，不是用来说的、炫的。同样是行道，圣人是循道而行，愚者则是背道而驰。无论是《论语》《道德经》《易经》，中国文化都强调"行道"和"践道"，即中国文化的核心是践道，是实践出真知。现在很多人信佛道，曾有人问佛教徒：是抄经的人得道，还是念经的人得道？最后只有一个农民答对了：只有行道的人才得道。抄经不难，念经不难，唯有行道最难。在行道之前，先要正念、正思，思无邪，然后发大愿，然后在行道的路上勇猛精进，就是圣人最简单的生活。

最后还有一小节：

从阴阳则生，逆之则死；从之则治，逆之则乱。反顺为逆，是谓内格。是故圣人不治已病治未病，不治已乱治未乱，此之

下篇·四气调神大论

谓也。夫病已成而后药之，乱已成而后治之，譬犹渴而穿井，
斗而铸锥，不亦晚乎？

这一段非常有名，不治已病治未病，就是从这段里来的。

"从阴阳则生，逆之则死；从之则治，逆之则乱"，这里主要讲四气调
神，讲四气的问题，其实就是阴阳的问题。顺从阴阳的规律，即顺从四气
而调神，则生；忤逆阴阳的规律，则死。"从之则治，逆之则乱"，所谓治，
是正常，治和乱是反义词。跟随四气阴阳走，其实就是跟着自然规律走，
人就没事，逆之则就有事。什么叫跟着自然规律走？就是不吃反季节的食
品，不乱吃补品，不黑白颠倒，这都叫"从阴阳"。

"反顺为逆，是谓内格"，是说不按四气调其神，就是"逆"，逆，就会
造成阴阳格拒。

"是故圣人不治已病治未病"，这里就要讲一下了，什么叫"不治已病
治未病"？是以预防为主吗？《金匮要略》里说"见肝之病，知肝传脾，
当先实脾"，是说如果肝已经病了，这叫"已病"，可暂且放下，关键不能
让它影响到"未病"，因为肝木克脾土，肝病最容易造成脾病，所以要先固
摄脾胃，而不是先治肝病。这就叫"不治已病治未病"。

更深入的理解是，先要保住真阳元气，在治病理论中，大家通常的认
知是"药"在治病，其实，真正治病的不是"药"，而是真阳元气。药，只

是真阳元气的辅助与助手。还是举个例子吧，假如你的手臂撞出块青紫，涂抹些药会好，不涂抹药，也会好，因为身体的真阳元气绝不允许这块异物的存在，它会调出来消灭它，而药呢，只是帮忙，比如快速地调取元气，以及调多少出来而已。而中药的合理性，还跟中药的性味归经有关，伤害出现在哪条经脉上，可以利用中药的归经而通脉解结，从而加速病愈。

"是故圣人不治已病治未病，不治已乱治未乱，此之谓也"，说的是首先要先保先天元气，中医的整体观是认为生命是一个整体，绝不存在一个脏器的病变，所以中医不分科。肝一病，木克土，脾就危险；木生火，心也会出问题；肝肾同源，肾，也好不到哪儿去；金克木，肺也会连带出问题。一旦乱了阵脚，全盘皆输。所以，人不能被"已病""已乱"吓倒，而是要先固摄"未病""未乱"处，先固摄先天元气，元气足后，自然出兵解决问题。这，就是中医思维。

"夫病已成而后药之，乱已成而后治之，譬犹渴而穿井，斗而铸锥，不亦晚乎"，是说如果病已形成而后药之，乱已成而后治之，就是元气已经大伤，治愈或不愈已经各半了，很难全好。这时再治之，就好比焦渴时，才去凿井，开战了才打造武器，已经什么都晚了。也就是说，得病后再找医生，为时已晚了。

至此，《素问》第二篇《四气调神大论》终于讲完了。